MÉMOIRES

DE

THÉRAPEUTIQUE

MÉDICO-CHIRURGICALE ;

MÉDICATION PNEUMATIQUE ; SANGSUES ARTIFICIELLES ; SECTION
DU FILET ET DE LA LUETTE ; AGRAFE LABIALE ; STAPHYLORAPHIE ;
PÉRINORAPHIE ; ACCOUCHEMENTS SECS ; RÉTENTION D'URINE ;
SONDES À DILATER ; ALCOOLÉ SÉCALIQUE ; EXTRAIT CYNARIQUE ;
SULFURE DE CHAUX, ETC.

PAR G. MONTAIN,

Professeur de matière médicale à l'école de Médecine de Lyon , ex-chirurgien
en chef de la Charité , correspondant de l'Académie royale de Médecine ,
membre des Sociétés de Médecine et d'Agriculture de Lyon, correspondant
de celles de Bordeaux , Marseille , Toulouse , Bruxelles , etc.

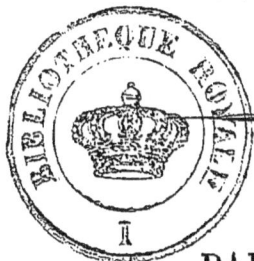

PARIS,
CHEZ J.-B. BAILLIÈRE,
LIBRAIRE DE L'ACADÉMIE ROYALE DE MÉDECINE,
Rue de l'École de Médecine , n° 13 bis.
A LONDRES, MÊME MAISON, 219, REGENT STREET.
1856.

SE TROUVE AUSSI A LYON, CHEZ

AYNÉ fils, libraire, rue St.-Dominique, n° 2.
SAVY, libraire, quai des Célestins, n° 49.
MAIRE, libraire, rue Mercière.

IMPRIMERIE DE MOQUET ET COMP. , RUE DE LA HARPE, 90.

TABLE

DES

MATIÈRES.

PRÉFACE.

La matière médicale comprend tous les agents capables de déterminer des médications. Elle ne se borne pas à la description des moyens que l'on désigne ordinairement sous le nom de médicament, elle emprunte à tous les arts, à toutes les sciences. La physique, la chimie, la médecine opératoire, les règnes minéral, végétal et animal lui fournissent toutes ses ressources. Quelquefois même tous ces moyens pourront être requis par les affections d'un seul organe ou pour un seul genre de maladies. De là la nécessité d'étudier tous ces moyens thérapeutiques, pour en diriger avec avantage l'application. Ainsi, par exemple, il y a telle affection de poitrine qui pourra exiger des médicaments, des agents physiques ou des opérations importantes, dont la nécessité sera dictée par la nature de la maladie, telle que l'empyème, etc. Le médecin qui se sera borné à étudier seulement les médicaments pourra-t-il tirer des conséquences justes pour appliquer l'action thérapeutique de cette opération, pour décider sa nécessité, ce qui peut être une question de vie ou de mort pour le malade (1) ?

_____

(1) Cette question est des plus importantes : le célèbre Dupuytren l'a débattue encore la veille de sa mort. Il hésita

Si les maux qui accablent l'humanité sont nombreux, les moyens de les combattre ne le sont pas moins, mais aucun n'est à négliger ; et le médecin qui veut remplir ses nobles devoirs doit faire tous

---

d'abord à se résoudre à l'opération, puis il se rendit au souvenir de quelques succès, fit appeler M. le professeur Sanson pour la pratiquer, l'ajourna au lendemain, et mourut dans l'intervalle. C'est ce qui résulte d'une lumineuse et intéressante discussion élevée à l'académie royale de médecine (séance du 18 octobre 1836), sur les avantages et la gravité de l'opération de l'empyème. Cette opération par elle-même n'est pas très-grave ; les plaies de poitrine ne sont pas toujours mortelles, et l'on voit assez fréquemment des malades survivre à des désordres extraordinaires de cette région : en voici un exemple des plus singuliers. Madame F......, de Lyon, se fit appliquer un caustique arsénieux sur une glande du sein par un empirique ; le désordre qui en résulta fut effrayant. M. le docteur Parat, l'un de nos plus honorables médecins, voulut bien utiliser mon début dans la carrière médicale, et me confier cette intéressante malade. L'escarre pénétrait dans la poitrine : deux portions des sixième et septième côtes se séparèrent. La plèvre fut ouverte, une lame du péricarde, d'un pouce d'étendue, se détacha, et le cœur parut à nu à travers cette large ouverture. Aidé des conseils de mon savant confrère, je ne désespérai pas du salut de madame F.... A l'aide des agglutinatifs, des bandages et de la position, je ramenai la peau voisine sur l'ouverture, et je parvins à couvrir ce cœur dont nous avions vu et touché les battements sans y provoquer de douleur. Dans le principe, à chaque pansement, les mouvements de la respiration et les secousses de l'expectoration faisaient jaillir à travers la plaie une assez grande quantité de sérosité. Nos soins furent couronnés de tout le succès que l'on pouvait espérer.

ses efforts pour arriver à son but, et connaître tous les moyens d'y parvenir. Guidé par ces principes, j'ai constamment, dans l'enseignement de la matière médicale, réuni méthodiquement tous ces moyens, en démontrant pour chaque organe, pour chaque maladie, les opérations indiquées, et les moyens empruntés à la physique et aux trois règnes de la nature. Par cette méthode, l'intelligence embrasse et utilise toutes les ressources de

---

La cicatrisation fut obtenue et se soutint jusqu'à sa mort, qui fut tout accidentelle, quoiqu'une conséquence du désordre. Huit ou dix mois après sa guérison, madame F....., étant à la campagne, étendit et éleva brusquement le bras, que je lui avais conseillé de tenir toujours rapproché de la poitrine. La cicatrice se déchira, et une hémorrhagie avec épanchement termina rapidement ses jours. Les principales causes de la gravité de l'empyème sont, je crois, l'introduction de l'air dans la cavité pectorale, l'issue trop prompte du liquide et la cause de l'épanchement. Ne pourrait-on pas utiliser le pneumoderme pour éviter ces inconvénients ? Faire une ponction avec un trois-quart très-mince, soutirer une portion du liquide à l'aide d'un pneumoderme à soupape (comme j'en ai fait fabriquer un par M. Charrière), et ne vider la poitrine que peu à peu? Le vide opéré dans la cavité joint à la double pression atmosphérique sur le poumon et les parois pectorales, pourraient peut-être ajouter quelques probabilités aux espérances du succès. M. le docteur Petrequin a proposé pour mon instrument une modification qui pourra devenir fort utile dans divers cas, c'est de faire le cylindre du pneumoderme en verre blanc, dont la transparence permettra d'apprécier non seulement la quantité, mais aussi la qualité des liquides qu'on aspire.

la thérapeutique, et les plus heureux succés en couronnent l'application. C'est d'après ces principes que cru j'ai pouvoir perfectionner plusieurs de ces moyens, et en présenter quelques-uns à l'expérience et au jugement de mes confrères.

MÉDICATION

PNEUMATIQUE.

Une source féconde de richesses alimente la thérapeutique chirurgicale et médicale. La chimie a multiplié, a perfectionné les médicaments, et la médecine opératoire en simplifiant ses moyens, a étendu sa puissance et obtenu des succès inespérés. Dans cette partie de la science médicale, science qui met à contribution tous les règnes de la nature, toutes les puissances physiques et mécaniques, le champ des découvertes et des perfectionnements est encore assez vaste pour y trouver de nouveaux moyens de guérison, ou des agents thérapeutiques à modifier ou à perfectionner. C'est ainsi que l'action *pneumatique* dirigée sur différents tissus, spécialement sur le derme, peut déterminer divers effets très-importants. Cette médication, que je désigne sous le nom de *pneumatique*, a pour but, en déterminant le vide avec un instrument que j'ai nommé *pneumoderme* ; 1° d'ouvrir des collections

1

de différentes natures, soit purulentes, soit kysteuses, par une ouverture imperceptible, et par conséquent sans cicatrices bien visibles ; 2° de provoquer l'évacuation sanguine capillaire à la manière des sangsues ; 3° de soutirer des petites plaies du derme le venin qui vient d'y être introduit, et de pouvoir en quelque sorte faire avorter les symptômes des plaies envenimées.

De tout temps, et par différents moyens, on a cherché à profiter des bienfaits de cette médication pneumatique. Les *psylles* des anciens y puisaient toutes leurs ressources et toute leur puissance en s'étayant de paroles, prétendues magiques, et en l'entourant de mystère, de prestiges et de tout ce qui peut influer sur des imaginations avides du merveilleux. Dans les combats singuliers on voyait souvent un généreux adversaire s'empresser de sucer la plaie d'un ennemi qu'un instant avant il voulait immoler. Les armées romaines étaient suivies par ces psylles guérisseurs de plaies, et c'était là, pour ainsi dire, toute leur chirurgie militaire. L'usage des armes à feu parut donner d'abord plus d'influence à ces jongleurs : on croyait ces plaies envenimées, et on regardait la succion comme *spécifique*. Du temps d'*Ambroise-Paré*, on voyait encore de ces empiriques à la suite des armées. Les ventouses sèches, les ventouses scarifiées déterminent cette médication. Marc-Antoine Petit, digne successeur de Pouteau, conseillait d'ouvrir les dépôts par congestion avec une aiguille rougie au feu, et de soutirer le pus avec la ventouse, etc. Mais la succion des anciens, les ventouses sèches, les ventouses scarifiées ; le procédé rationnel de Marc-Antoine Petit ont été délaissés où sont descendus du haut rang qu'ils avaient jadis occupé, destinée presque certaine de tous les moyens dont la puissance est trop exagérée. Cependant ces ressources ont eu souvent des succès incontestables, et si elles n'ont pas toujours accompli les désirs trop exigeants de l'homme, elles sont loin cependant de mériter l'oubli ou le mépris dans lequel elles sont tombées.

Des collections purulentes, des tumeurs enkystées, surtout celles qui se manifestent dans des régions où l'on doit éviter les cicatrices ou l'introduction de l'air, peuvent être facilement et rapidement guéries par l'application de ce moyen. Un exemple rendra cette assertion plus sensible, et prouvera la puissance de la médication.

Une dame avait été traitée, à son insu, d'une maladie syphilitique. Pendant le traitement il se manifesta une tumeur à la partie supérieure du col, au niveau de l'angle de la mâchoire inférieure, cette tumeur acquit progressivement le volume d'un œuf de poule, et fut considérée par les uns comme une loupe, par les autres comme un dépôt froid ; on dut nécessairement proposer l'opération : la crainte d'une cicatrice dans cette région, engagea cette jeune dame à refuser avec obstination cette opération. Je la décidai à essayer la médication pneumatique. Je fis une ponction avec une lance à cataracte au centre de la tumeur, au moyen du pneumoderme je fis le vide, et soutirai une partie de la matière contenue dans le kyste ; je plaçai dans la petite ouverture un fragment de corde à boyau (chanterelle), je. comprimai sur le reste de la tumeur, et le lendemain je réitérai l'application du pneumoderme , j'obtins encore un peu de cette humeur de consistance gommeuse, etc. Au quatrième jour la même opération ne me fournit qu'une sérosité sanguinolente : alors j'appliquai sur la surface affaissée un sachet de poudre tanifère, pour déterminer la médication astringente, médication soutenue par la compression ; après dix jours de ce traitement rationnel., la tumeur avait entièrement disparu , et l'on ne trouvait pas même la trace de l'ouverture par laquelle j'avais donné issue à son contenu.

Cette médication consiste spécialement dans le vide déterminé par l'instrument., vide qui , en évacuant la matière contenue dans le kyste ou le dépôt , en rapproche les parois, tandis que la pression atmosphérique vient concourir au même but. De plus, l'espèce de ponction produite par une lance bien piquante, bien tranchante par ses bords , et très étroite, ne permet pas à l'air d'entrer dans le foyer, d'y modifier le contenu ou d'en enflammer les parois. La guérison s'obtient , pour ainsi dire, par adhésion, sans inflammation : le vide et la pression atmosphérique en sont en quelque sorte les moteurs. Cette théorie semble prouvée par les adhérences , suite de juxtapositions longtemps continuées ., même de parties non dénudées et qui n'étaient pas soumises à ces deux puissances , le vide et la pression atmosphérique. Au

reste , quelle que soit la théorie explicative , le fait
n'en existe pas moins et le résultat ne peut être ré-
voqué en doute.

L'instrument à l'aide duquel je détermine cette
médication est simple et d'une application très
facile. Il est représenté par trois parties distinctes,
un cylindre ou canon offrant une vive saillie à un
demi pouce de son extrémité supérieure qui elle-
même en présente une moins élevée : ces deux
saillies sont destinées à recevoir dans leur intervalle le medius et l'indicateur qui doivent fixer
cette partie de l'instrument. L'extrémité inférieure
est terminée par un syphon évasé en entonnoir et
fournissant la bouche aspirante de l'instrument ;
cette partie se visse sur l'extrémité du canon afin
de pouvoir la séparer pour y introduire la lance
incisive. Le piston, dont la tige doit être très forte,
offre à son extrémité inférieure et dans son centre un trou à pas de vis pour recevoir l'extrémité
d'une lance qui doit traverser le syphon et faire
saillie à volonté par sa bouche aspirante. Cette
lance configurée de différentes manières à son extrémité , piquante et incisive, est dirigée par le piston qui offre au-dessous de l'anneau qui le termine
supérieurement, une vis de gradation à l'aide de
laquelle on fixe la longueur de la portion qui doit
sortir du syphon et pénétrer dans la tumeur (1).

---

(1) Cet instrument que j'ai fait perfectionner par M. *Char-*
rière , pourrait être en maillechorte, et on pourrait y
ajouter une soupape d'évacuation , qui permettrait de continuer la médication sans déranger l'instrument.

Pour appliquer le pneumoderme, on doit d'a-
bord enduire le piston avec un corps gras et hu-
mecter convenablement l'intérieur de l'instrument
pour qu'il puisse bien opérer le vide. Alors l'opérateur le saisit entre l'indicateur et le medius, fixe
le pouce dans l'anneau du piston, applique la
bouche aspirante du syphon sur le lieu d'élection
de la tumeur, et pousse le piston qui a été gradué
convenablement; la lance pénètre le derme et les
tissus subjacents, et cela presque sans douleur,
par rapport à la compression opérée par la bouche
du syphon; ensuite il retire le piston à l'aide du
pouce, fait le vide, et la matière contenue dans le
kyste ou le dépôt, monte et remplit l'instrument.
Alors, si on le juge convenable, on récidive l'effet
pneumatique en vidant l'instrument, le désarmant
de sa lance, et appliquant de nouveau, la bouche
du syphon sur l'ouverture de la peau, ou bien si
l'on veut procéder lentement pour ne pas produire
un effet trop prompt, pour permettre à la peau de
revenir graduellement sur elle-même, on place un
fragment de corde à boyau dans l'ouverture, soit
pour la maintenir ouverte, soit pour empêcher l'introduction de l'air, et dans la même journée ou
le lendemain on continue l'opération.

Après chaque opération pneumatique on exerce
une compression convenable plus ou moins forte
sur la tumeur, et si le cas l'exige, on fortifie cette
action par des applications astringentes, telles que
celle de poudre d'écorce de chêne, de noix de galle,
de quina, d'alun, d'eau de rabel, etc.

Comme je l'ai prouvé par le raisonnement et l'expérience, les parois rapprochées par le vide, pressées par l'action atmosphérique, se collent, pour ainsi dire, ensemble ; l'air ne pénètre pas dans le foyer, et la cicatrice est à peine apparente, avantage bien important dans beaucoup de circonstances.

Cette opération peut encore présenter un autre avantage, c'est de servir à explorer des tumeurs douteuses dont on ne peut aisément établir le diagnostic. La ponction ne peut avoir aucun inconvénient, même dans une tumeur hématoïde; on laissera cicatriser la plaie d'exploration, si, d'après la nature du fluide soutiré, on ne juge pas à propos de continuer l'opération (1).

Le pneumoderme sert à remplir encore plusieurs indications :

Par exemple les enfants, si difficiles, si indociles aux moindres opérations, sont aisément trompés par cet instrument, et leurs dépôts ouverts avec la plus grande facilité. J'ai quelquefois aussi favorisé la guérison des bubons, en les ouvrant et les vidant de cette manière, dès que la fluctuation commençait à se manifester : j'ai évité les longues suppurations et les cicatrices difformes qui en résultent le plus souvent.

Enfin dans toute espèce de collection peu étendue, on pourra profiter de cette médication, où tout au moins en essayer la puissance.

---

(1) Cette ponction ne sera pas plus influente sur les tissus traversés, qu'une piqûre d'acupuncture.

APPLICATION DU PNEUMODERME A L'ÉVACUATION SANGUINE.
SANGSUES ARTIFICIELLES.

La thérapeutique chirurgicale doit placer au premier rang de ses moyens l'évacuation sanguine; cette médication si indispensable dans un grand nombre de maladies, se pratique spécialement au moyen des sangsues, et détermine des effets remarquables : 1° l'irritation de la morsure; 2° la succion de la sangsue; 3° l'écoulement plus ou moins prolongé du sang (1). Cette réunion d'actions thérapeutiques donne à la saignée, par la sangsue, une puissance multiple très importante et très souvent utilisée. Cependant il n'est pas toujours facile de se procurer des sangsues, et l'usage en devient très onéreux pour le pauvre et les établissements publics. Aussi a-t-on cherché à les remplacer par les mouchetures, les ventouses scarifiées et la machine compliquée de M. Sarlandière (2).

---

(1) Ces effets thérapeutiques ont été décrits avec exactitude, ainsi que les autres considérations qui se rapportent aux évacuations sanguines, dans un mémoire publié par le docteur Montain aîné, mémoire couronné par la Société de médecine de Bordeaux.

(2) En Angleterre, et spécialement à Londres, les sangsues, rares et d'un prix trop élevée pour le peuple, sont remplacées par le scarificateur à plusieurs lames, mais cet instrument ne peut pas se placer sur toutes les surfaces, principalement sur les régions peu étendues.

L'application du pneumoderme modifié et armé d'une lance conformée de manière à imiter la morsure de la sangsue, m'a paru remplir les conditions nécessaires pour produire l'effet désiré.

L'instrument plus petit que le pneumoderme ordinaire peut se placer dans une trousse et se trouver toujours sous la main du médecin, ou l'on peut ajouter au pneumoderme ordinaire la lance incisive ; cette lance est très simple : je l'ai configurée de différentes manières par son extrémité vulnérante; 1° à trois petits tranchants réunis en un seul à leur sommet aigu ; 2° en véritable lance; 3° en pointe de lancette à grain d'avoine.

La piqûre ou la petite plaie que produit cette lame incisive ouvre le réseau capillaire, détermine une légère irritation dans le derme, et l'action pneumatique du piston et de la bouche du syphon remplace la succion de la sangsue.

Cette lance incisive joue au travers du syphon dont elle ne dépasse pas le niveau inférieur, au moyen d'une lame de ressort horizontale placée à sa partie supérieure et se réunissant à angle un peu aigu avec cette dernière, de sorte que, quand la partie inférieure du piston vient presser sur elle, la pointe incisive dépasse la bouche du syphon et pénètre dans la peau, ouvre le réseau capillaire et donne à la puissance pneumatique la faculté d'aspirer une quantité plus ou moins grande de sang (1).

---

(1) M. Charrière a fait ce ressort en spirale.

L'application de ce procédé est simple, facile et peu douloureuse. On saisit convenablement l'instrument, on pousse le piston pour faire saillir la lance après avoir bien appliqué sur la peau la bouche du syphon, ensuite on retire le piston lentement pour faire le vide et la succion, on enlève l'instrument, on repousse le sang qui y est contenu et on recommence l'opération autant de fois qu'on le croit nécessaire. Il faut ajouter que cette opération est peu douloureuse, parce que la pression exercée sur la peau par la bouche du syphon suspend pour ainsi dire la sensibilité.

On a souvent trop multiplié l'application d'un remède, mais il n'en est pas de même de la médication. Ainsi l'action pneumatique peut encore être utilisée pour absorber, soutirer d'une petite plaie le fluide vénéneux qui aura pu être inoculé. La succion dont j'ai parlé au commencement de ce mémoire a eu souvent une application vraiment rationnelle et des effets que l'on ne peut révoquer en doute; mais ce procédé est dégoûtant, et de nos jours on trouverait peu de ces psylles complaisants. La ventouse qui l'imite et la remplace agit trop largement, et les pompes aspirantes ont le même inconvénient. D'ailleurs l'application en est longue et pénible, tandis que celle du pneumoderme est prompte et facile. Je ne présente, à cet égard, que des considérations plutôt théoriques que pratiques, mais elles me paraissent rationnelles; elles me semblent être la conséquence de l'action pneumatique, et si je ne puis présenter l'assurance du bienfait produit par cette médication, on me pardonnera sans doute d'en concevoir l'espérance (1).

Cependant, je puis offrir quelques faits, quelques commencements d'expérience à l'appui de ces espérances : Je me fis piquer au bras par une guêpe; dès que la douleur commença à se faire sentir, j'appliquai sur la partie piquée la bouche du pneumoderme, je tirai le piston et la douleur disparut à l'instant.

M. C... présentait depuis deux ou trois jours une pustule qui paraissait syphilitique. Effrayé de cette apparition, surtout par rapport à sa position sociale, il voulut bien se soumettre à une expérience qui pouvait faire avorter la maladie dont il était menacé. J'appliquai la bouche du pneumoderme sur la pustule que j'entourai; je soutirai doucement et longuement sur cette pustule qui se vida entièrement, quelques gouttes de sang suivirent sa disparition. Je fis prendre un bain local d'une eau tiède laudanisée, et la cicatrisation était complète le surlendemain. Lorsque je quittai Lyon, il y avait plus de vingt jours que cette petite opération avait été faite et aucun symptôme syphilitique ne s'était manifesté. Y avait-il infection? C'est ce que l'on peut présumer, mais il faut de nouveaux faits pour affirmer. Il en est de même de l'expérience suivante :

_____

(1) M. Barry a conseillé les ventouses sur les places envenimées; M. Bouillaud a signalé le même moyen pour soutirer la matière morbifique, et il regarde cette médication comme certaine quand elle est appliquée à temps.

. Je vaccinai un enfant, dans le mois de juillet, aux deux bras : un instant après la vaccination j'appliquai l'action pneumatique sur les deux boutons du bras gauche. La vaccine ne parut pas sur ce bras et se manifesta parfaitement sur l'autre.

Ne pourrait-on pas appliquer ce moyen thérapeutique pour d'autres plaies envenimées, entr'autres sur celles déterminées par la morsure de la vipère. La plaie produite par la dent à venin serait facilement circonscrite par la bouche du syphon; et la puissance pneumatique pourrait débarrasser le tissu dermoïde et sous-cutané du venin non encore absorbé (1).

---

(1) Cette médication pourrait recevoir un plus haut degré de probabilité, par les judicieuses considérations, les expériences importantes de M. le docteur Ricord sur la thérapeuthique des affections syphilitiques (mémoires insérés dans le bulletin général de thérapeutique (1836). L'auteur a prouvé d'une manière incontestable, la différence qui existe entre les blennhoragies simples et syphilitiques ; par des faits et des expériences, il a démontré le véritable caractère des pustules qui précèdent toujours le chancre syphilitique ; de là une conséquence digne de remarque pour l'application du pneumoderme, qui, je crois, pourrait offrir d'heureux résultats dans cette première période, que l'auteur désigne sous le nom de pustules au début.

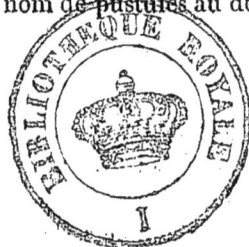

BEC DE LIÈVRE

LABIAL.

Procédé de réunion par agrafe.

Dans un mémoire que j'ai eu l'honneur de lire à l'Institut (1) sur la réunion du bec de lièvre palatin, j'ai signalé aussi un mode de réunion par agrafe pour le bec de lièvre labial, mais je n'ai fait qu'indiquer ce procédé opératoire qui était accessoire au principal sujet de mon travail. Dans un autre mémoire lu à l'Académie de Médecine (2),

(1) Mémoire sur la *Réunion du bec de lièvre palatin*, lu le 15 août 1836.

(2) Mémoire lu le 23 août 1836, à l'Académie de Médecine.

sur un extrait amer, fébrifuge, que j'ai obtenu du Cynara scolimus et sur un instrument destiné à réunir la déchirure de la cloison recto-vaginale, j'ai aussi signalé une modification de ce mode d'union par agrafe pour utiliser l'opération de la staphyloraphie de M. le professeur Roux chez les enfants nouveaux-nés ; mais je n'ai fait aussi que l'esquisser.

Ce moyen d'union par agrafe peut être appliqué à différents cas qui exigent une puissance facile à diriger, réunissant la simplicité et la force. Ainsi on l'utilisera en le modifiant pour les fistules urétro-vaginales, comme pour celles désignées sous le nom de recto-vaginales; mais pour aucune espèce de réunion il ne présente une application plus facile et plus avantageuse que pour le bec de lièvre labial, soit congénial, soit secondaire.

Pour opérer le bec de lièvre congénial il y a deux indications à remplir : 1° l'excision des bords labiaux ; 2° leur réunion par suture, car on doit rejeter tous les modes de contention par agglutination et par bandage.

Dans le bec de lièvre *secondaire*, après avoir enlevé la partie malade, il faut aussi réunir par suture. Le procédé qui a été généralement préféré dans l'un et l'autre cas est la suture entortillée au moyen des aiguilles ou des épingles d'or, d'argent, de laiton ou de fer. Ce procédé, en effet, mérite la préférence sur tous les autres; il offre plus de solidité et plus de sécurité pour l'avenir. Cependant il est long, douloureux, et laisse des traces profondes de son action. Celui que je

propose me paraît plus facile, moins long ; il ne
produit pas ces profondes cicatrices qui défigurent
la lèvre supérieure par suite de la suppuration
provoquée par les aiguilles. Dans la suture entortillée les extrémités de ces aiguilles gênent l'application des autres pièces d'appareil, surtout des
bandelettes agglutinatives, si essentielles au rapprochement de la partie superficielle du derme.

L'instrument que je propose me paraît être la
perfection de celui dont je me suis d'abord servi,
que je confectionnai moi-même, qui est très-simple et que l'on peut encore employer à défaut du
dernier. Il était fait avec deux plaques alongées,
en fer-blanc, armées de petits clous d'acier dans
leurs parties labiales, et se réunissant en bas pour
se recourber sur la lèvre supérieure comme pour
l'embrasser et maintenir ainsi rapprochés les deux
segments de cette lèvre. La réunion se faisait par
un prolongement de la lame inférieure que je re-
courbai sur sa voisine pour les unir parallèlement.

L'instrument que je propose (1) pour faire cette
réunion et la maintenir, consiste en deux plaques
à charnière et à peu près semblables. Chacune

(1) Cet instrument n'a point de rapport avec celui dont
parle Sabatier, qu'il croit n'avoir pas été employé ; c'est la
double pince de Valentin, qui est destinée à pincer les deux
bords de l'échancrure pour les rapprocher, ce qui ne peut
pas être fait sans déterminer la gangrène du derme, si on
serre assez pour retenir ces bords ; car si les pinces ne com-
priment pas suffisamment, les bords des lèvres glisseront,
et l'opération sera manquée.

d'elles est composée de deux parties, une sous-labiale
et l'autre sur-labiale. La première, un peu convexe
en avant, plus ou moins longue suivant l'âge de
l'opéré et la grandeur de la lèvre, offre trois ou
quatre pointes rondes assez épaisses, bien aiguës;
cette surface est tapissée par une lame de caoutchouc qui traverse ces pointes. Elle s'articule par
sa partie inférieure avec la lame sur-labiale, au
moyen d'une charnière, de manière à laisser assez
d'espace entre ces deux lames quand elles sont re-
courbées, pour embrasser la lèvre opérée. Ces deux
lames offrent un moyen d'union très simple et très
facile : la plaque sur-labiale gauche, présente en arrière une sorte de pêne qui passe dans une espèce
de gâche plate placée à la face postérieure de la plaque sur-labiale droite, sorte de coulisse munie d'un
pas de vis pour fixer les deux parties de l'instrument et les tenir immobiles.

Pour procéder à cette opération, on place la plaque gauche derrière la portion labiale gauche du
bec de lièvre, en laissant déborder cette portion de
lèvre de quelques lignes, on fait entrer les pointes
de l'instrument d'arrière en avant, en pressant la
lèvre et l'instrument entre le pouce et l'index; ces
pointes ayant pénétré assez profondément, on re-
met cette partie de l'instrument à un aide intel-
ligent qui l'assujettit dans cette position jusqu'à
ce que l'opérateur ait placé la plaque droite de la
même manière. Alors ce dernier, muni de ciseaux
minces, à lames courtes et droites, fait rapidement la résection des deux bords du bec de lièvre,
et de suite il rapproche les bords internes des deux

plaques, les replie en angle droit par leurs charnières, et fait glisser le pêne de la plaque gauche
dans la coulisse ou gâche de la plaque droite (1); ce
qui rapproche et met en contact les deux bords
réséqués du bec de lièvre, contact que l'on rend
encore plus immédiat en étendant sur la lèvre supérieure une bandelette de diachilum d'une joue à
l'autre. On achève de fixer cet appareil en renver-
sant tout-à-fait les lames sur-labiales sur la lèvre
supérieure, en plaçant un plumasseau de charpie
entre cette plaque et la lèvre ; enfin, en fixant le
tout par une seconde bandelette de diachilum ou
un bandage convenable. La manière dont la partie
inférieure de l'instrument est renversée sur la réunion des bords labiaux, exerce une douce compression qui retient les pointes fixées et corrobore
le mode de suture.

Lorsque l'agglutination est jugée assez solide, on
dégage avec précaution l'instrument en ouvrant légèrement les charnières, et en passant une lame
d'acier ou d'argent mince et molle entre la face
postérieure de la lèvre et la surface antérieure des
plaques sous-labiales; on l'enlève doucement, sans
tiraillement, et on laisse encore un jour ou deux
la bandelette agglutinative pour assurer un succès
plus complet.

Lorsque tout l'appareil est enlevé, et les surfaces
bien nettoyées, la lèvre supérieure n'offre pas

(1) Le rapport des deux parties de l'instrument est main-
tenu par un pas de vis.

d'autres cicatrices que la ligne de réunion qui est
à peine sensible, et, cette difformité si désagréable
qui, en gênant d'importantes fonctions, aurait été
un sujet de pitié et de dégoût, fait place à une con-
formation nouvelle, véritable conquête de l'art sur
l'une des nombreuses erreurs de la nature.

Ce même procédé, avec un instrument construit sur des proportions plus étendues, peut s'appliquer à l'opération du bec de lièvre nécessitée
par l'ablation d'une tumeur cancéreuse ou de
toute autre maladie soit à la lèvre supérieure, soit
à l'inférieure. Alors l'opérateur placera chaque
plaque comme dans le procédé déjà décrit, mais il
les fixera dans des limites convenables de la partie
à exciser, en confiant l'une des plaques à un aide ;
ces plaques, en fixant les deux côtés de la lèvre au
moyen des pointes, donneront plus de facilité au
chirurgien pour faire l'excision, soit au moyen des
ciseaux, soit au moyen du bistouri. Ce procédé
aura dans cette opération les mêmes avantages que
dans celle que l'on pratique pour le bec de lièvre
congénial : célérité, solidité et traces légères de cicatrisation (1).

_____

(1) Les plaies récentes, qui forment, pour ainsi dire, un
bec de lièvre artificiel, comme un coup de sabre qui aura
coupé toute l'épaisseur des lèvres, pourront souvent être
réunies par ce procédé.

QUELQUES CONSIDÉRATIONS

SUR

LA THÉRAPEUTIQUE

DES

RÉTENTIONS D'URINE,

ET DES ALTÉRATIONS

DE L'URÈTRE;

AVANTAGES DE LA DILATATION;

BOUGIES

ET

SONDES DE DILATATION ET D'INTRODUCTION.

L'anatomie pathologique a rendu un grand service à l'art de guérir en fixant notre attention sur le point de départ de la plupart des maladies, sur les tissus et les organes qu'elles affectent et les phénomènes qui doivent naturellement en dériver. L'étude des médications sur ces tissus et des appareils qu'ils constituent en est une conséquence importante, ainsi que celle de la thérapeutique de chaque maladie, étude qui, comme je l'ai déjà dit,

manque au complément de l'instruction médicale.
Cette lacune est remarquable dans l'histoire des maladies des voies urinaires dont les médications sont
si importantes, et la thérapeutique si variée. En
effet, cette dernière emprunte ses ressources aux
moyens mécaniques, à la médecine opératoire,
aux règnes minéral, végétal et animal; mais le plus
souvent ces moyens de traitement, comme leur
application, sont presqu'entièrement négligés ou
réduits à quelques ressources banales et routi-
nières; ainsi, par exemple, on a spécialement insisté sur la cautérisation pour rétablir le calibre
de l'urètre, et on a délaissé les agents thérapeutiques qui, guidés par une médecine rationnelle,
pouvaient éviter de recourir à cette opération si
douloureuse, et qui devient même si dangereuse
entre des mains peu exercées, et par conséquent in-
habiles.

L'histoire des maladies qui produisent la rétention d'urine, ainsi que celle des différentes altérations de l'urètre considérées séparément, offrent
des phases diverses. *Hippocrate, Galien* et *Celse*
en parlent à peine, principalement du traitement.
Cependant les Romains en connaissaient bien toute
la gravité, comme le prouvent quelques-uns de
leurs écrits, ainsi que les cruautés de Tibère. Les
Arabes signalent un assez grand nombre de remèdes;
mais ce n'est réellement qu'à l'époque de la dé-
couverte du Nouveau-Monde, que les maladies des
voies urinaires furent mieux étudiées; la nouvelle
contagion qui attaquait l'espèce humaine multiplia
les affections de l'urètre, et, par conséquent, les

rétentions d'urine; et la thérapeutique de ces différentes maladies fit de grands progrès, surtout par les travaux de *J. L. Petit,* de *Desault,* d'*E. Home,* de *Deschamps,* de *Chopart;* et, de nos jours, par ceux de *Ducamp,* de *Dupuytren,* du *professeur Lallemand.* Cependant, malgré les progrès de la science sur cet important sujet, il reste encore plusieurs points à modifier, à perfectionner, tels que le mode de dilatation locale ou générale de l'urètre; le mode d'introduction graduée à travers un rétrécissement ou un resserrement quelconque de ce canal pour arriver dans la vessie; enfin un mode destiné à pouvoir diriger avec facilité sur les points malades de l'urètre des agents thérapeutiques propres à y déterminer toute espèce de médication; c'est ce que j'ai tâché de faire par les divers procédés que je vais décrire.

Dans la plupart des rétentions d'urine, la principale cause de la maladie et de tout ce qui est grave et dangereux, c'est l'obstacle qui s'oppose à la sortie de l'urine qui s'accumule dans son réservoir; c'est, par conséquent, le rétrécissement de l'urètre ou du col de la vessie.

Le plus souvent, la première indication est de donner issue aux urines; la seconde est de rendre au canal son calibre ordinaire; lorsque toutes les ressources de l'art n'ont pu remplir la première indication; que les révulsifs, les évacuations sanguines, les médicaments dirigés sur les organes malades ont échoué, on est obligé de recourir au cathétérisme ou à la ponction. La première opération, souvent si difficile, exige une main habile et exercée, et autant de prudence que de patience. Quelquefois les obstacles sont de telle nature, que l'opérateur le plus habitué, le plus expérimenté, à mille peines à les vaincre sans blesser le canal, sans faire de fausses routes.

Pour vaincre ces obstacles, on a donné différentes formes aux sondes ; on a diminué, augmenté leurs courbures ou leur diamètre; dans ces derniers temps, on a préconisé les sondes en étain du docteur *Mayor*, qui, plus souples que celles d'argent, se prêtent mieux à la forme et à la direction du canal, et qui, par leur épaisseur et leur bec mousse, sont moins disposées à faire fausse route. Mais il ne faut pas se le dissimuler, elles repoussent avec violence le col de la vessie, le distendent et l'irritent. J'ai vu des douleurs atroces et des incontinences d'urine être le résultat de ce cathétérisme.

Pour éviter ces inconvénients et vaincre sans dangers les obstacles qui s'opposent au passage des urines, j'ai pensé que l'on pouvait arriver à ce but en dilatant avec douceur et peu à peu le canal.

Cette dilatation peut s'appliquer aux maladies aiguës qui nécessitent instantanément l'évacuation des urines; aux maladies chroniques qui exigent la même opération, et aux diverses natures de rétrécissement de l'urètre. Ces derniers, présentant les cas les plus nombreux et les plus fréquents, seront aussi ceux dans lesquels on utilisera le plus avantageusement les bougies de cordes à boyau et les sondes dilatatrices.

L'usage *des bougies de cordes à boyau*, trop délaissé de nos jours, présente cependant des avantages incontestables. Ces bougies, par la faculté qu'elles ont de se dilater par l'humidité, de prendre un diamètre plus considérable, offrent à la thérapeutique de l'urètre un moyen puissant qui ne blesse pas ces conduits, et qui agit avec douceur et continuité. De plus, on peut graduer convenablement cette dilatation en augmentant successivement leur diamètre. Enfin on peut avec facilité les imprégner de médicaments dans quelques points ou dans toute leur étendue, pour déterminer dans l'urètre telle ou telle médication (1).

C'est ainsi que je me sers pour excipient du mucilage de gomme arabique, dans lequel je mêle un extrait médicamenteux; celui de belladone, par exemple; j'en imprègne une partie ou la totalité de la bougie quelques heures d'avance. Le mélange se dessèche, et, lorsque la bougie est dans l'urètre, il se fond peu à peu et produit la médication sédative.

La principale cause qui a fait abandonner l'usage de ces bougies, c'est leur mollesse qui ne permet pas de forcer les obstacles, ou de les diriger à

---

(1) M. Jobert de Lamballe a aussi parlé des médications urétrales (Bul. gén. de thérapeutique, août 1836), ainsi que M. A. Legrand (Gaz. méd. août 1836); depuis plusieurs années je les emploie avec succès.

travers les courbures de l'urètre. Pour profiter
de la propriété dilatatrice des cordes à boyau, je
leur ai adjoint une puissance capable de leur donner momentanément cette force et cette densité
qui leur manquaient.

1º J'ai fait monter sur des mandrins de fil de
fer assez épais ces bougies ; ce qui est très-facile
en contournant régulièrement la corde préparée
autour de celui-ci, et laissant à l'extrémité une
partie assez épaisse de cette corde pour figurer le
bec d'une sonde, et recouvrir l'extrémité du mandrin. On peut donner plus de solidité à ce bec
en l'imprégnant d'un mélange de mucilage de
gomme, de graine de lin et de sous-acétate de
plomb.

Ces bougies-sondes acquièrent alors une grande
solidité ; elles peuvent se courber à volonté, et
s'introduisent avec autant de facilité que les sondes
métalliques : on peut les imprégner d'extrait médicamenteux comme les précédentes. Cependant l'u-
sage de ces bougies présentera un inconvénient,
surtout pour les personnes peu fortunées, parce
qu'elles ne peuvent pas servir long-temps.

2º J'ai encore utilisé ces bougies en les condui-
sant à l'aide de gouttières métalliques représentées
par des demi-sondes destinées à les recevoir dans
leur gouttière, et à les introduire dans l'urètre
pour les y déposer, les y laisser, ou y rester avec
elles.

La première modification de ce moyen est cons-
tituée par une demi-sonde, recevant dans sa
gouttière placée sur sa convexité, ou sa conca-

vité, une bougie de corde à boyau dont le diamètre est parfaitement en rapport avec cette gouttière qui reçoit par conséquent la moitié de son
épaisseur, tandis que l'autre est tout-à-fait en
dehors, et achève, pour ainsi dire, la forme cy-
lindrique de la sonde. Si les obstacles à vaincre
n'exigent pas une grande densité dans le bec de
l'instrument, la bougie, en dépassant la gouttière,
formera ce bec ; si au contraire il faut plus de
force pour vaincre cette résistance, le bec sera
fourni par la gouttière de métal. Dans tous les cas
on fixe ces bougies de la manière suivante dans
les gouttières métalliques, ce que l'on peut préparer plus ou moins long-temps d'avance :

On fait une solution de gomme arabique, à
consistance de colle claire; avec un pinceau on
enduit la gouttière ou la moitié longitudinale de
la bougie; on étend cette dernière dans cette gouttière en commençant par l'extrémité qui doit servir de bec ou s'y placer exactement; on fixe ces
deux parties ensemble par des tours d'un ruban
de fil (1); dès que le mucilage gommeux est sec,
on enlève ce dernier, et les sondes sont toutes prê-
tes pour l'usage. Leur introduction est alors soumise aux lois ordinaires du cathétérisme; on les
laisse en place plus ou moins long-temps pour at-
tendre que la gomme d'adhésion soit fondue, ce
qui ordinairement a lieu après quelques minutes;

(1) J'ai employé avec succès une lanière de caoutchouc,
qui serre plus hermétiquement, ne s'imprégnant pas du

alors on retire la gouttière qui a servi de conducteur, et on laisse dans l'urètre la bougie dilatatrice qui s'y gonfle, et en acquérant un diamètre
plus considérable, augmente celui du canal. Si
on a été obligé de se servir de la gouttière à bec,
on la laisse quelques heures avec la bougie ; celle-
ci en s'humectant augmente d'épaisseur, soulève
la gouttière métallique, et produit la dilatation dé-
sirée. Après cette première introduction, il est
plus que certain que l'on pourra introduire la gouttière sans bec.

Enfin, si les obstacles demandaient encore plus
de force, on pourrait introduire ces bougies avec
la sonde à double gouttière. Celle-ci est représen-
tée par deux moitiés longitudinales de sonde en métal s'unissant parfaitement, dans toute leur longueur et recevant dans leur calibre une bougie de
corde à boyau qui doit en remplir parfaitement
la capacité. Pour la fixer et réunir les deux gouttières, on imprègne la bougie avec le mucilage
de gomme, on l'étend avec soin dans l'intérieur de
la sonde, on entoure cette dernière avec le ruban
de fil pour bien établir le rapprochement pendant
que le mucilage se dessèche, et l'instrument est
ainsi tout préparé pour l'usage ; son introduction
dans l'urètre se fait, comme avec une sonde ordinaire. Par l'humectation de la bougie ; celle-ci se

---

mucilage de gomme, et qui peut constamment servir pour
le même usage.

dilate, éloigne les deux gouttières et détermine la dilatation du canal.

Quelle que soit la manière dont on aura introduit les bougies, il faut continuer avec soin et persévérance leur usage pour produire un effet durable : ainsi, dès que l'on aura sorti la première bougie après avoir permis l'expulsion des urines ou après les avoir évacuées avec la sonde d'argent, on place de suite une autre bougie d'un diamètre un peu plus fort, et l'on continue ainsi en augmentant progressivement, etc.

Lorsque l'on a obtenu un certain degré de dilatation en s'aidant des conducteurs, on peut continuer, soit avec les bougies à mandrin, soit avec de simples bougies de corde à boyau.

Par le procédé que je viens de décrire, on détermine une dilatation générale de l'urètre qui profite spécialement pour la partie où existe le rétrécissement. Cette dilatation, douce, progressive, pourra triompher d'un assez grand nombre d'obstacles et remplacer assez souvent la cautérisation (1) ; elle donnera de plus la facilité de traiter les causes de rétrécissement d'une manière rationnelle. Ainsi on enduira, comme je l'ai dit, la partie de la bougie correspondante au rétrécissement, avec un médicament dont l'extrait sera mélangé avec le mucilage de gomme ou de

---

(1) M. le professeur Lallemand a, dans ces derniers temps, préconisé l'utilité de la dilatation.

graine de lin. S'il y a inflammation et forte irritation, on aura recours aux extraits d'opium, de
laitue vireuse, de belladone, etc. (1).

S'il y a relâchement dans le tissu muqueux et
circonvoisin, on a recours aux toniques, surtout
aux tanifères. J'ai souvent, dans de pareilles circonstances, enduit une partie de la bougie avec
un mélange d'extrait de ratanhia, auquel j'ajou-
tais un peu d'opium ou de laitue vireuse pour
en amortir la première impression, et, sans brûler,
sans occasionner de perte de substances, j'obte-
nais une espèce de resserrement dans les tissus
qui favorisait l'élargissement du canal.

Pour dilater localement ou pour imprimer une
marche progressive à l'instrument destiné à pénétrer dans la vessie et à vaincre les obstacles
existant dans l'urètre, je propose d'employer une
sonde creuse légèrement recourbée à son extrémité,
moins que dans les sondes ordinaires. A trois ou
quatre lignes du bec, elle présente, dans une étendue d'environ un pouce, un calibre en petites
lames de ressort d'acier bien soudées par leurs extrémités avec les deux parties de la sonde, afin de
former continuité avec celle-ci, de manière à offrir
à peu près la même surface; ces lames se corres-
pondent par leurs bords dans le repos de l'instrument.

---

(1) Il est inutile d'ajouter que les moyens anti-phlogis-
tiques devront étayer ces médications.

Dans le calibre de la sonde se trouve un mandrin, s'unissant à vis au bec de la sonde, qui lui-
même est vissé sur l'extrémité de l'instrument au-
delà de la réunion inférieure des ressorts. Cette
disposition est destinée à donner la facilité de net-
toyer l'intérieur des lames d'acier, de les huiler
pour prévenir leur oxydation. L'extrémité opposée
de ce mandrin, qui est destiné à provoquer le développement des ressorts, le renflement de la sonde dans cette partie, est conformée de manière à
pouvoir être retirée facilement à l'aide d'un anneau, et à graduer le degré de développement des
ressorts, soit par un pas de vis, soit par une crémaillère, soit encore au moyen d'une bascule. Pour
se servir de cet instrument et dompter les obstacles
à franchir, on l'introduit comme une sonde ordinaire, et dès qu'on est arrivé vers le rétrécissement,
on retire le mandrin de manière à développer doucement et progressivement les lames d'acier; quand
l'on juge avoir produit une dilatation suffisante,
on relâche rapidement le mandrin, et, profitant
de la dilatation opérée par l'écartement des lames,
dilatation qui s'est prolongée au-delà du bec de la
sonde, on pousse celle-ci qui s'avance de quelques
lignes, et de suite on recommence cette manœuvre avec patience et constance, et on la continue
ainsi jusqu'à ce que l'on ait franchi l'obstacle et
que l'on ait pénétré dans la vessie.

Pour favoriser la marche de la sonde, on peut,
par l'œil pratiqué à son extrémité, faire des injections huileuses, qui, profitant de l'écartement des

lames, enduiront les parties voisines et favoriseront le glissement (1).

— Pour donner issue aux urines, il suffira de dilater de nouveau les ressorts, qui, en s'écartant, fourniront un passage à ce fluide dont l'expulsion sera faite par l'œil de la sonde.

Ce même mode pourra être utilisé pour dilater les rétrécissements du canal dus à diverses affections chroniques, et pour y porter des médicaments convenables. On pourrait, pour remplir cette indication, se servir de sondes plus courtes et droites, et même entourer les ressorts d'un étui de caoutchouc, quand on ne voudrait que dilater (2).

On dirige cet instrument comme le précédent ; on arrive dans le rétrécissement de manière à développer dans son centre la plus grande dimension des ressorts : alors on commence à faire des injections mucilagineuses, huileuses, même sédatives, pour apaiser l'irritation ou paralyser la sensibilité; ensuite, si le cas l'exige, on pousse la sonde jusque dans la vessie pour évacuer les urines ; si on a cru à propos de se servir d'une longue sonde. À l'aide de ce moyen conducteur et dilatateur, on pourra traiter rationnellement les diverses maladies de l'urètre, en y déterminant des médications convebles. La cautérisation, les toniques, les astrin-

---

(1) Cette sonde à lame n'a point de rapport avec l'urétrotome de M. Amussat, sorte de scarificateur de l'urètre.

(2) Ces différents instruments ont été préparés et perfectionnés par M. Charrière.

gents, les mercuriaux, les phlegmasiques, pourront être portés à travers les lames d'acier, sur la muqueuse urétrale, et produire l'effet désiré. On favorisera l'expansion du topique sur la surface malade, en retournant légèrement la sonde pour mettre les intervalles en rapport avec toute la surface correspondante du canal.

Ce procédé, exécuté avec adresse et constance, triomphera souvent, comme je l'ai dit, des obstacles que l'on aurait cru devoir attaquer par la cautérisation; et de plus il remplira le même but en économisant les tissus, le temps et la sensibilité. Qu'espère-t-on en cautérisant? augmenter le diamètre du canal pour lui rendre la capacité nécessaire au passage des urines : mais on n'obtient cet avantage qu'au détriment des tissus; on brûle, on use les parois de l'urètre, et des incontinences d'urine, des fistules urétrales en sont les funestes conséquences J'ai vu un exemple frappant des inconvénients de ce procédé, auquel du reste je rends toute justice et que je crois quelquefois indispensable; j'ai vu, dis-je, un canal tellement détérioré, tellement altéré par le caustique, que, dans sa partie inférieure, il était réduit à n'avoir plus que la peau pour parois.

Dans le cas où la dilatation devra être plus étendue, dans ceux où il faudra agir sur la totalité de ce canal pour y diriger des instruments d'une certaine épaisseur, enfin quand on aura à lutter contre une forte résistance, je conseillerai l'usage d'une sonde *brisée à bascule*, dont je vais donner la description.

Cette sonde est formée par les deux portions

d'une sonde creuse et forte, divisée suivant sa longueur, et ces deux parties sont articulées à leurs
extrémités antérieures, de manière à pouvoir s'é-
carter sans perdre leur parallélisme; dans l'intérieur du calibre se prolonge un mandrin offrant
un anneau à son extrémité antérieure, et en dessous
une crémaillère ou un pas de vis pour le retirer et
le graduer convenablement. L'autre extrémité est
fixée dans le centre et sur l'articulation de deux
petites tiges qui par leurs extrémités opposées s'ar-
ticulent aussi dans chaque gouttière des demi-sondes, de manière à se coucher dans cette gouttière
quand elles sont réunies, et à les séparer quand on
retire le mandrin qui tend à redresser ces mêmes
petites tiges. Ce procédé sera multiplié dans l'intérieur de la sonde pour en fortifier l'usage et le
développement.

Pour se servir de cet instrument, après l'avoir
enduit de corps gras, on l'introduit dans le canal,
on le développe peu à peu au niveau de l'obstacle à
franchir et on se comporte à peu près comme on le
fait avec le dilatateur à ressort. Cette opération,
fréquemment répétée avec douceur et persévérance,
surmonte et détruit les obstacles de l'urètre, et
concourt à compléter la série des moyens propres
à guérir les nombreuses maladies de ce canal; on
peut encore l'utiliser pour favoriser l'introduction des instruments nécessaires à la lithotritie.
Enfin la réunion ou l'emploi partiel de chacun de
ces moyens peut encore s'appliquer à d'autres dila-
tations. Ainsi, à l'aide des bougies de corde à
boyau, je suis parvenu à dilater la partie inférieure

de l'intestin rectum, chez un enfant où ce conduit était à peine sensible. Chez un adulte qui présentait un rétrécissement considérable placé à deux ou trois pouces de profondeur, j'ai pu aussi obtenir un succès complet par ce procédé; mais je me suis servi de bougies montées sur mandrin, enduites avec un mélange d'opium et de sulfure de mercure gommeux.

On pourrait appliquer à cette opération les sondes à ressort et surtout la dernière que j'ai décrite, en les modifiant convenablement (1).

---

(1) Cet instrument, comme les précédents, a été exécuté de la manière la plus convenable par les soins de M. Charrière.

SECTION DU FILET

DE

LA LANGUE,

ET

DE LA LUETTE.

La section du filet ou frein de la langue est sans doute une des plus anciennes opérations de la chirurgie. Ce repli membraneux est souvent conformé de manière à retenir la langue et à gêner les mouvements de cet organe, soit pour la succion, soit pour la prononciation.

S'il est des cas dans lesquels on peut se passer de faire cette section, ou l'ajourner, et, il faut le dire en passant, les sages-femmes en mésusent souvent, il en est d'autres qui l'exigent impérieusement.

On a conseillé plusieurs procédés : l'incision par le moyen d'un bistouri, la section par le moyen des ciseaux, soit seuls, soit avec la sonde à feuilles de myrthe et enfin un bistouri à coulisse. Ce dernier moyen fut inventé pour remédier à l'inconvénient de l'opération le plus ordinairement employée et la plus commode jusqu'à présent, à celle qui consiste à soulever la langue avec la sonde

à feuille de myrthe, et couper le filet avec les ciseaux. Dans ce procédé, les deux mains sont occupées, et le procédé mécanique n'en occupe
qu'une. Ce procédé, quoique très-ingénieux, offre
cependant de grands inconvénients; il est représenté
par un bistouri de détente qui coupe le filet en pé-
nétrant dans une coulisse. Son action peut s'é-
tendre au-delà des bornes nécessaires, atteindre
les artères, favoriser le renversement de la langue, entraîner, en le déchirant, ce même frein
que l'on voulait inciser.

Le procédé que je propose présente aussi l'a-
vantage de n'occuper qu'une seule main, au
lieu de tenir la sonde pour fixer la bouche
de l'enfant; c'est par le moyen des ciseaux
surmontés d'un releveur de la langue que non
seulement on soulève cet organe, mais qu'on dirige
sur le filet la pointe des ciseaux, par son extrémité
antérieure, tandis que par l'autre extrémité il
s'articule avec le centre des ciseaux, de manière
à pouvoir s'abaisser et s'élever à volonté, et se
séparer pour se placer plus commodément dans
une trousse.

Pour faire cette opération, on fait fixer convenablement la tête de l'enfant. L'opérateur sépare
les deux mâchoires avec la main gauche, et les
tient ouvertes et immobiles, ce qu'il ne peut pas
faire par le procédé ordinaire. De la main droite,
il saisit les ciseaux, en porte les branches sous la
langue qui est soulevée et fixée par le releveur
dont l'extrémité antérieure embrasse le filet qui
est placé entre les extrémités tranchantes des ci-

seaux. Alors, l'opérateur enfonce plus ou moins ces derniers suivant l'étendue qu'il veut donner à la section; manœuvre favorisée par les deux côtés du releveur qui repoussent les parties latérales du filet qui est bientôt divisé par le rapprochement des lames des ciseaux. Ce mode d'opérer est très-simple, très-facile, et peut être appliqué pour la même opération dans les adultes.

Le même instrument peut être employé pour la résection de la luette dans les cas bien reconnus où il faut enlever une partie de cet appendice. Dans cette opération, on est obligé d'abaisser la langue, de sorte que les deux mains sont occupées, l'une à tenir l'instrument abaisseur, l'autre les ciseaux à section. Pour obvier à cet inconvénient, on a inventé aussi un instrument à détente, comme pour l'opération du filet. Ce procédé est aussi défectueux que dangereux, ne pouvant pas diriger l'étendue de l'incision qui peut aller au-delà des limites que l'on ne doit pas dépasser.

Pour opérer, il suffit de retourner les ciseaux et alors le releveur devient abaisseur ; on embrasse la luette avec le coupant des ciseaux, et la section est bientôt faite.

On peut aussi étendre l'utilité de ces ciseaux à diverses opérations en dessous ou en dedans de la langue, aux amygdales, à la voûte du palais, pour diverses tumeurs, spécialement la grenouillette, ainsi qu'aux cicatrices vicieuses, aux adhérences de la langue avec les parties environnantes.

EXTRAIT CYNARIQUE,

EXTRAIT TONIQUE

ET

ANTI-PÉRIODIQUE INDIGÈNE.

———————————

Nous dédaignons souvent les ressources les plus simples que la nature a répandues avec profusion autour de nous; c'est ainsi que nous possédons un grand nombre de plantes indigènes riches en extractifs amers et toniques. La grande famille des composées et spécialement les cynarocéphales contiennent en abondance ce principe extractif. J'en ai obtenu une quantité considérable des feuilles du *cinara scolymus* (*feuilles d'artichauts*), et cet extrait abondant m'a présenté à un très-haut degré les propriétés que je viens de signaler (1).

——————————————————

(1) Mémoire lu à l'Académie de Médecine, le 23 août 1836. M. le docteur Bailli, chargé de faire un rapport sur ce mémoire, dont je ne donne ici qu'un extrait, a déjà employé ce médicament, comme anti-périodique, avec succès à l'Hôtel-Dieu ; il l'a donné à la dose d'un gros par jour. Le docteur Bailli a bien voulu m'autoriser à publier ce fait.

Les racines de cette plante ont été employées comme diurétiques, les fleurs possèdent la faculté de cailler le lait (1), et les feuilles, que les ruminants mangent volontiers, donnent au lait une saveur amère. Je ne sache pas qu'elles aient été utilisées d'une manière rationnelle en thérapeutique. Ces feuilles, traitées par la trituration et par expression, fournissent un suc dépuré d'une couleur brune. Ce suc, chauffé au bain-marie, fournit une écume albumineuse à sa surface; passé de nouveau et évaporé à une douce chaleur, il donne un extrait olivâtre d'une odeur un peu résineuse et d'une saveur amère bien caractérisée.

Cet extrait de cynara, traité par l'alcool rectifié, fournit d'abord une partie soluble dans l'alcool : cette partie, évaporée convenablement, donne différents produits, entre autres un insoluble dans l'alcool cailleboté, brunissant à l'air, inodore, d'une saveur très astringente (2) ; ensuite une portion insoluble et indivisible dans l'alcool, bien unie, liée, compacte, odorante, d'une couleur foncée, et d'une saveur amère franche très prononcée.

Ces différents produits du cynara sont insolubles dans l'éther à froid. Par la chaleur, j'ai obtenu quelques cristaux ; mais les expériences ne sont

_____

(1) On préconise, dans quelques provinces de l'Angleterre, l'artichaut comme anti-arthritique.

(2) Il est à présumer que cet extrait doit sa qualité astringente à une certaine quantité de tannin.

pas assez exactes pour en tirer des conséquences.

L'acide nitrique rougit l'extrait alcoolique, boursoufle et jaunit l'extrait astringent (1).

Il résulte de ces expériences que l'on obtient deux produits un peu différents, l'un essentiellement astringent, l'autre éminemment tonique et amer. Cette saveur amère n'a point l'âcreté du quassia, du cimarouba ; elle a quelque chose de franc qui la rapproche de celle de l'extrait de quina.

Les expériences que j'ai faites sur ce produit me portent à croire qu'il jouit d'une manière très marquée des propriétés propres à produire la médication tonique déterminée ordinairement par les amers. Ces propriétés y sont bien plus marquées que dans les autres succédanés du quinquina, et il a un grand avantage de plus, c'est qu'il est obtenu en grande quantité, très facilement et à très bas prix.

A la dose de quelques grains, il excite le ton de l'estomac et l'appétit ; il favorise la digestion dans les mêmes cas que les préparations de quinquina. Il est à présumer que l'extrait astringent pourrait être utilisé avec succès dans les affections chroniques de la muqueuse gastro-intestinale (2). J'ai es-

---

(1) Ces différents extraits, sur lesquels j'ai présenté déjà quelques considérations à la société de médecine de Lyon et à l'Académie de Paris, ont été de nouveau préparés avec le plus grand soin par M. Cadet Gassicourt.

(2) Cet extrait astringent paraît aussi convenir dans le

sayé par moi-même pendant dix ou douze jours l'influence tonique de cet extrait sans en être fatigué,
et j'en ai parfaitement apprécié la propriété stimu-
lante.

A la dose de un à trois gros par jour, l'extrait cynarique, administré avec soin, dans les intervalles
des fièvres intermittentes, a produit l'effet anti-périodique d'une manière remarquable.

On peut administrer l'extrait soluble en alcool
et les autres extraits, soit en sirop, en rob, en solution aqueuse, en pilules, etc. On pourrait aussi
préparer un vin cynaré, qui remplacerait souvent
comme tonique le vin de quinquina. Ce dernier se
charge d'une petite quantité du principe amer et
tonique, et à une dose suffisante pour lui commu-
niquer cette propriété (1).

---

traitement des blennhorragies chroniques ; je l'ai administré dernièrement avec succès.

(1) M. Dureau, aide de M. Cadet Gassicourt, a trouvé
ce sujet assez intéressant pour poursuivre les expériences
propres à y prouver l'existence d'un alcaloïde.

SYPHON UTÉRIN.

ACCOUCHEMENTS SECS.

Souvent les accouchements deviennent pénibles, difficiles, par l'état de siccité dans lequel se trouvent les surfaces respectives de la tête et du passage qu'elle doit franchir, soit parce que les eaux sont écoulées, soit par une espèce d'irritation qui ne permet pas aux fluides ordinairement sécrétés de lubrifier ces surfaces : alors les douleurs se ralentissent, les parties s'engorgent, s'enflamment, et le travail douloureux se prolonge d'une manière désespérante. Ayant observé un assez grand nombre d'accouchements pareils, soit pendant mon exercice de chirurgien en chef de l'hôpital de la Charité, soit dans le cours de ma pratique, je fis usage du procédé suivant, qui m'a constamment réussi. Ce procédé est extrêmement simple, et c'est pour cette raison peut-être qu'il avait échappé à l'imagination des praticiens, mais sa simplicité ne doit rien lui ôter de sa valeur, puisque ses succès sont incontestables.

J'ai fait faire une canule en argent, longue de 5 à 6 pouces, légèrement recourbée, terminée par une olive aplatie très mince, et criblée de trous sur ses surfaces et ses côtés. L'extrémité opposée est destinée à recevoir la canule d'une seringue à injection (1).

Je dirige cette canule bien huilée, de manière à placer l'olive entre la tête de l'enfant et le passage, ce qui est très facile et sans douleurs, et, avec la seringue à injection primitivement remplie d'huile d'olive tiède, j'inonde, pour ainsi dire, le passage et le cuir chevelu de ce fluide onctueux ; je porte successivement la canule autour de la tête, et bientôt le passage devenant plus souple et plus glissant, permet à la tête de franchir plus aisément les obstacles qui l'enrayaient.

---

(1) Cet instrument, que j'avais signalé dans un mémoire inséré dans le journal de Sédillot, en 1820, a été confectionné avec le plus grand soin par M. Charrière.

EMPLOI

DU SEIGLE ERGOTÉ

EN INJECTIONS.

ALCOHOLÉ SÉCALIQUE.

Parmi les médications qui se manifestent d'une manière évidente, en provoquant, en modifiant les fonctions d'un organe, il en est peu d'aussi frappantes que le *seigle ergoté*, par les effets qu'il détermine sur l'utérus, dans le travail de l'accouchement. Son action est prompte et intense ; les contractions semblent se réveiller sous l'influence de la volonté qui leur commande ; et si l'enfant est placé dans des conditions convenables, l'accouchement ne tarde pas à se terminer. Malheureusement pour l'humanité, l'ignorance, entraînée par l'appât du gain, cherche trop souvent à profiter de cette puissante médication, et les plus funestes suites en sont les résultats. Ce n'est donc que dans les cas

d'inertie de la matrice, lorsque l'enfant est convenablement placé, et enfin quand on juge que
l'application du forceps ne conviendrait pas mieux,
que l'on peut avoir recours à ce puissant agent
thérapeutique (1). Avant d'agir sur l'utérus, ce
médicament doit nécessairement déterminer un
effet primitif sur d'autres organes, lorsqu'il est
introduit par les voies digestives, surtout chez les
femmes nerveuses ou très sanguines. J'ai vu une
jeune personne chez laquelle il détermina tous les
symptômes de l'ergotisme convulsif, sans favoriser
l'accouchement ; je fus appelé pour la délivrer à
l'aide du forceps que j'appliquai à la fin d'une
cruelle agonie. Dans d'autres circonstances, des
gastrites, des entérites, des hépatites ont été la
suite de cette ingestion.

Aussi, tout en rendant justice à la vérité, en
reconnaissant la puissance de cette médication,
suis-je loin d'en admettre le trop grand usage, ou
plutôt l'abus blâmable qu'en font beaucoup de
sages-femmes et plusieurs accoucheurs; mais enfin
j'admets l'indication bien rationnelle, et je propose
d'éviter quelques-uns des inconvénients, et surtout ceux qui sont la suite de l'action du seigle
ergoté sur l'estomac et le système nerveux. Pour
provoquer cette médication, je propose d'injecter

---

(1) Je ne présente ici que quelques considérations thérapeutiques sur cette importante question ; un assez grand
nombre de monographes l'ont traitée ex-professo ; je signalerai principalement, sur cet important sujet, les travaux
du docteur Levrat Péroton.

sur le col de l'utérus, et même plus haut, un alcoholé sécalique, étendu dans une certaine quantité d'eau tiède. Le procédé que je conseille consiste à faire macérer une demi-once de *seigle
ergoté* dans 4 onces d'alcohol, de conserver le mélange dans un flacon bien bouché, d'en étendre
une ou deux cuillerées dans de l'eau tiède, et de
se servir du syphon que j'emploie dans les accouchements secs, pour faire des injections entre la
tête de l'enfant et le col de l'utérus. On renouvelle
plus ou moins souvent ces injections, jusqu'à ce
que la médication commence à se manifester.

Ce procédé, outre les avantages que j'ai déjà
signalés, en offre d'autres très évidents. Si son
action est trop vive, on peut la corriger par d'autres injections sédatives ; quand il a accompli son
œuvre, on en prévient les effets secondaires par
des injections modératrices. Ainsi je pense que la
raison et l'expérience s'accorderont pour donner
la préférence à cette manière d'employer le seigle
ergoté (1).

---

(1) La teinture sécalique peut encore être substituée à la
poudre de seigle ergoté, dans tous les cas où ce médicament
est indiqué, surtout dans les cas de pertes ou dans certaines
altérations menstruelles.

DÉCHIRURE DU PÉRINÉE

À LA SUITE

DE L'ACCOUCHEMENT.

———⟶∞⟵———

L'un des accidents les plus fréquents dans l'accouchement est, sans contredit, la déchirure du périnée. Si le plus souvent elle est le résultat de l'ignorance ou d'une coupable précipitation, quelquefois aussi elle est une conséquence de la nature même de l'accouchement.

Les résultats de cette déchirure sont très pénibles pour la femme; elle produit toujours un relâchement insupportable sur l'extrémité inférieure du rectum, et altère les fonctions de l'organe déchiré.

En général, les femmes souffrent et se taisent sur l'existence de cet accident, et quand elles s'en plaignent, l'art ne peut leur offrir que deux moyens de consolation : les palliatifs, ou la suture avec ses douleurs. Elles s'y refusent ordinairement, vivent et meurent avec leur infirmité.

Cette déchirure est beaucoup plus fréquente qu'on ne pense; car les accoucheurs, par oubli, négligent souvent de s'en assurer, et les femmes, par pudeur, répugnent à s'en plaindre. Les lochies qui s'écoulent, les mouvements trop répétés, empêchent l'agglutination des bords de la plaie, qui se cicatrisent séparément.

Pour guérir cette infirmité, la première indication consiste à rafraîchir les bords de la déchirure, si l'on est appelé trop tard, ou à profiter de la plaie fraîche, si l'on est prévenu à temps. La deuxième indication consiste à maintenir en rapport les bords de la plaie pendant le temps nécessaire à la cicatrisation.

Pour remplir la première indication, je n'ai pas recours à l'incision, ni à l'excision des bords de la déchirure; cette opération est difficile, très douloureuse; les femmes s'y refusent généralement. J'ai employé d'autres moyens pour arriver à ce résultat : s'il n'y a que quelque temps que la cicatrisation est commencée, si elle est encore imparfaite, je me contente de toucher avec la pierre infernale. Si elle est plus avancée, je touche les bords avec un plumasseau imbibé d'un alcoholé de potasse; enfin, si la cicatrisation est ancienne, je me sers d'un cautère potentiel, chauffé par l'eau bouillante, cautère à tige recourbée à son extrémité, et anguleux en arrière, pour pouvoir pénétrer entre les deux bords de la déchirure.

Cet instrument est dirigé de manière que sa pointe verticale est promenée sur les deux bords de la déchirure, dans l'étendue que l'on veut donner à la réunion, avec le soin d'imprimer assez fortement son angle sur la commissure des parties cicatrisées. Il en résulte une destruction de la cicatrice, une véritable plaie par brûlure, dont les surfaces tendront à s'agglutiner.

Pour remplir la seconde indication, on a proposé les sutures entrecoupées, entortillées, enchevillées. Comme je l'ai déjà dit, cette opération est toujours difficile et douloureuse ; j'ai essayé d'y suppléer par une compression continuée pendant plusieurs jours, de manière à forcer les surfaces cautérisées à se maintenir dans un rapport parfait ; j'y suis parvenu, et le succès a toujours couronné mon entreprise. Ce moyen est simple, mais il n'en est pas moins précieux, puisque, sans vives douleurs, sans appareil, sans incision et en très peu de jours il remédie entièrement à une infirmité qui paraissait presque incurable.

La compression est produite par un bandage conformé de la manière suivante : une ceinture est placée et bouclée autour du ventre, au-dessus du bassin ; elle offre sur ses côtés des boutons pour recevoir et fixer les extrémités des sous-cuisses ; ceux-ci sont formés, chacun par une partie centrale, composée d'un cordon assez épais, en soie ou en fil, de 4 à 5 pouces de longueur. Ce cordon est uni par chacune de ses extrémités, à un ruban de tissus caoutchouc. On fixe une extrémité de ce sous-cuisse à la partie latérale de la ceinture, soit au moyen des boutons, soit avec une forte épingle ; on place le cordon sur la partie latérale du périnée, et en contournant le pli de l'aine, on vient fixer l'autre extrémité du ruban au même point que l'autre, avec l'attention de serrer de manière à comprimer convenablement la partie latérale du périnée. On place de la même manière l'autre sous-cuisse, et on maintient les genoux rapprochés au moyen d'une serviette. Cet appareil forme un mode de compression doux et élastique sur la partie latérale du périnée, et refoule de bas en haut les parties molles, les force à se tenir rapprochées pour en déterminer l'agglutination.

Les rubans de gomme élastique prêtent convenablement pour obéir à la situation du périnée ; ils ne sont pas trop résistants ; et la direction que je donne à la compression par la manière dont je fixe les extrémités, empêche qu'elles ne se déjètent en dedans, et force au contraire les parties molles à se rapprocher.

Avec ces précautions la malade peut se retourner, changer de place, se mettre sur le côté sans inconvénients ; si elle a le soin de ne pas déranger la courroie que l'on resserre de temps en temps, après trois ou quatre jours la réunion paraît faite; cependant je conseille de laisser l'appareil quelques jours de plus.

Il faut enfin, pour favoriser la guérison, ne faire aucun effort pour aller à la selle, inconvénient que l'on préviendra par des lavements que la situation du bandage permet d'administrer. Il est important aussi que la malade prenne une position convenable pour uriner, afin que l'appareil ne soit pas souillé, ce qui, comme on le conçoit, est très-facile.

Parmi un assez grand nombre d'observations, je citerai les suivantes :

Madame C., au trentième jour de couche, me fit

4

confidence de cette infirmité. Les bords de la déchirure commençaient à se cicatriser ; cette solution de continuité s'étendait presque jusqu'à la cloison recto-vaginale. Je touchai deux ou trois jours de suite les bords avec le nitrate d'argent, je plaçai ensuite le bandage, et le sixième jour la réunion était complète.

Madame V. eut un accouchement des plus laborieux : pendant que je faisais l'extraction de la tête, le confrère qui m'aidait soutint mollement le périnée, et il se déchira dans toute son étendue. De graves accidents succédèrent à cette couche, et ce n'est que plusieurs mois après que madame V. me fit appeler pour me confier ses chagrins et l'incommodité qu'elle éprouvait. Les bords de la déchirure étaient cicatrisés, et la vulve offrait une très-grande étendue. Je promenai l'extrémité du cautère sur la commissure et les deux bords, opération qui fut peu douloureuse, et j'appliquai le bandage, qui, lors même que les cuisses étaient écartées, maintenait les bords de la déchirure en rapport, rapport qui fut encore plus immédiat par le rapprochement et la fixation des cuisses. Après six jours de compression et de repos, madame V. a été entièrement débarrassée de cette pénible infirmité, qui avait fait son tourment pendant plusieurs mois.

La déchirure du périnée s'étend quelquefois beaucoup plus loin et comprend la cloison recto-vaginale ; accident bien plus grave encore que le précédent, et qui exige des moyens plus énergiques. C'est ce qui constitue la *rupture ou la dé-*

chirure de la cloison recto-vaginale. J'ai lu à l'Académie royale de médecine un mémoire sur cet important sujet, et j'ai présenté un nouveau procédé de réunion. Ce mémoire ayant été mis au rapport, j'en présente ici seulement une courte analyse (1).

Les deux bords de la déchirure sont saisis au moyen d'un instrument formé par deux branches droite et gauche. Chaque branche est fermée par deux tiges anguleuses à leur extrémité, l'une vaginale et l'autre rectale; cette dernière est armée de petites pointes aiguës, qui pénètrent d'arrière en avant la cloison, la seconde comprime cette même cloison sur ces pointes. Les deux parties se réunissant parallèlement par le moyen d'un pêne, d'une gâche et d'un pas de vis, les bords de la déchirure sont mis en contact immédiat, et la réunion se fait en trois ou quatre jours.

---

(1) Cet accident étant assez fréquent, l'Académie a jugé à propos, quoique le mémoire fût présenté par un correspondant, de le soumettre au rapport; M. le docteur Blandin a été chargé de cette tâche; il a trouvé le sujet assez important pour mériter toute son attention.

DES

ÉMANATIONS SULFUREUSES,

ET SPÉCIALEMENT

DU SULFURE DE CHAUX,

CONSIDÉRÉ COMME DÉSINFECTANT ET COMME AGENT THÉRAPEUTIQUE.

———

Le sulfure de chaux peu utilisé en hygiène, comme en thérapeutique, mérite cependant un rang distingué dans l'une et l'autre de ces branches importantes de la science médicale. Aussi je ne partagerai pas l'opinion de l'un de nos estimables auteurs de chimie médicale, M. le professeur Fée, qui dit que le sulfure de chaux est bien rarement employé, et ne mérite guère de l'être. L'expérience m'a prouvé le contraire et m'autorise à le préférer au sulfure de potasse et quelquefois au chlorure de chaux, comme agent thérapeutique et comme désinfectant.

Le soufre a de tout temps été considéré comme un médicament précieux, agissant spécialement sur le derme et les maladies de ce tissu ; sous ce rapport, son usage et sa réputation remontent à la plus haute antiquité. De plus ses propriétés désinfectantes sont mises hors de doute par l'expérience, quels que soient les corps avec lesquels il est uni, et dont il se dégage à l'état de gaz ou diversement combiné. Ainsi la déflagration de la poudre à canon, la combustion du soufre, celle de la houille, purifient l'air et paraissent souvent avoir neutralisé des miasmes délétères. J'ai purifié des salles infectées en y faisant brûler des traînées de soufre et de poudre à canon; quelques insectes nuisibles sont repoussés par les émanations sulfureuses. On trouve peu de cousins à Saint-Étienne, en Forez, et ils sont très-rares à Londres. Ces insectes étaient si multipliés à Lyon, avant l'usage de la houille, que les cousinières étaient indispensables (1); on pourrait même avancer que cette cause de désinfection concourt à diminuer la fréquence des maladies épidémiques. N'est-il pas permis de présumer que le choléra qui a sévi en Angleterre, aurait fait de plus grands ravages sans l'influence de ses émanations. Les renseignemens que j'ai pris auprès des médecins distingués de Londres, qui ont été témoins de cette épidémie, ont fortifié mon opinion sur cette influence. Cette maladie y a fait très-peu de ravages en comparaison de la nombreuse population et du régime incendiaire suivi par une assez grande partie du peuple. Il paraît certain que les ouvriers travaillant à l'aide de ce combustible, ont généralement évité les atteintes cholériques.

---

(1) L'usage général du charbon de terre à Lyon ne remonte qu'à l'époque de la construction du canal de Rive de Giers; avant cette époque, la houille n'était employée que dans les usines et les fours à chaux (aux environs de 1770).

La ville de Marseille était en proie aux ravages du
choléra, le fléau destructeur menaçait la ville de
Lyon, les habitants du midi venaient en foule y
chercher un asile; ils y arrivaient avec l'effroi du
danger auquel ils s'efforçaient d'échapper et le
cœur navré des pertes cruelles qu'ils venaient d'é-
prouver. Le deuil était dans toutes les familles.
Cependant aucun cas de choléra ne se manifesta
parmi eux (1); ne pourrait-on pas attribuer aux
émanations sulfureuses qui s'élèvent de nos usines
et de nos innombrables foyers, une partie du bonheur que nous avons eu d'échapper aux horreurs
de ce terrible fléau (2) pendant le règne de plusieurs épidémies qui ravagèrent l'Europe, surtout
pendant celle qui parcourut la France dans le XVIIᵉ
siècle, et qui se manifesta à Lyon en 1628, épidémie qui avait les plus grands rapports avec le choléra? Le faubourg de Vaise, où se trouvaient un
grand nombre de fours à chaux entretenus par la
combustion du charbon de terre, fut préservé de

---

(1) Il n'y a eu à Lyon qu'un seul cas bien avéré de choléra
à cette époque, et on peut le regarder comme importé,
puisque M. F.... qui en fut victime, arrivait du midi où il
l'avait sans doute contracté.

(2) Les causes du mal réunies déterminent souvent des
effets, que séparées, elles n'auraient pas produits; il en est de
même des causes du bien. Ainsi, à cette influence sulfureuse, il faut encore ajouter celle du Rhône grossi
par la fonte des neiges, purifiant l'air par son cours rapide et fournissant aux habitants une eau pure et sanitaire,
et cette belle et riche végétation qui entoure la ville, et
fait l'ornement et la richesse de ses campagnes.

cette maladie et le souvenir s'en est perpétué avec l'idée que le salut des habitants était dû à ces établissements. Je crois que cette cause est aussi probable, si elle ne l'est pas plus, que celle qui attribue à la situation géologique de Lyon la non-apparition du choléra, puisque cette même cause n'a pas empêché à un grand nombre d'épidémies de ravager cette ville, avant l'usage général du charbon de terre. J'ajouterai encore une preuve bien remarquable de cette influence sulfureuse. En 1564 et en 1630, la Savoie fut envahie par les épidémies qui ravageaient l'Europe (1). Le sénat se réfugia à Aix-les-Bains, ville soumise aux mêmes conditions morbides que les contrées voisines; il fit répandre les eaux thermales dans les rues, la ville fut, pour ainsi dire, constamment plongée dans une atmosphère de vapeur sulfureuse, et tous les habitants échappèrent aux horreurs de la contagion (2). Hoffman a avancé avec raison que la vapeur

---

(1) La dernière épidémie paraît être la même que celle qui se manifesta à Lyon en 1628, et qui avait les plus grands rapports avec le choléra asiatique par ses symptômes caractérisés par l'état des voies digestives, les vomissements, les déjections, les crampes et la cyanose : ne pourrait-on pas attribuer la différence de ces diverses maladies à l'hygiène de ces temps ? l'agriculture était dans l'enfance, la misère publique et la famine détérioraient la population pauvre à laquelle il ne restait plus, pour résister au fléau destructeur, que sa faiblesse et son désespoir.

(2) Thèse du docteur Despine, médecin des Eaux d'Aix, en Savoie. Histoire de la Chambre des comptes de Savoie.

du charbon de terre purifie l'air, et il la croyait favorable au traitement des maladies de poitrine.

Il est donc permis de regarder les émanations sulfureuses de quelque corps qu'elles s'exhalent, et de quelques manières qu'elles soient combinées, comme très-salutaires, et jouissant à un très-haut degré des propriétés désinfectantes (1). Il en est de même de l'action du soufre et de plusieurs de ses composés employés comme médicaments.

Les eaux minérales sulfureuses tiennent un rang distingué parmi les agents thérapeutiques : on ne peut révoquer en doute la médication qu'elles déterminent, et l'influence de cette médication sur différentes maladies. Elles agissent d'abord en stimulant l'immense surface de la peau, en activant ses fonctions, en augmentant sa chaleur, en imprimant aux innombrables bouches exhalantes et absorbantes qui s'y rencontrent, une modification vitale incontestable. Ces effets importants sont dus aux qualités physiques, aux propriétés chimiques de ces eaux minérales, et le soufre y est l'élément le plus actif. Aussi utilise-t-on avec un succès marqué cette médication dans les nombreuses maladies chroniques de la peau, et dans un grand nombre d'autres affections qui nécessitent une longue, constante et active révulsion sur le derme, telles que les maladies chroniques du système musculaire et des

_____

(1) Cette opinion est aussi celle du savant docteur Mojon qui a bien voulu citer mon opinion dans son excellent mémoire, sur la *nature du miasme producteur du choléra asiatique. Paris*, 1833.

articulations, du système lymphatique, de l'appareil
digestif, et même de l'appareil respiratoire, lorsque les affections de ce dernier sont nées sous l'influence des maladies cutanées ou de causes éma-
nant de ce système, ou quand elles sont spécialement caractérisées par la prédominence lymphatique. Je pourrais citer plusieurs observations importantes à l'appui de cette assertion : j'ai envoyé
aux eaux d'Aix en Savoie, des malades regardés
comme phthisiques (1), et qui ont été complètement
guéris par la médication sulfuro-thermale, modi-
fiée convenablement et étayée des autres secours
de l'hygiène et de la thérapeutique. Tous mes honorables confrères, les médecins des eaux d'Aix,
qui ont dirigé ces malades, pourraient attester les
succès que j'ai obtenus de l'action de ces eaux dans
le traitement de diverses maladies de poitrine.

Mais ces eaux thermales, quoique assez nombreuses en France, ne sont pas à la portée de toutes
les fortunes et de toutes les positions sociales ; aussi
a-t-on cherché à les remplacer par les eaux
sulfureuses artificielles et spécialement par celles
dans lesquelles on fait entrer le sulfure de potasse
diversement combiné. Dans ces derniers temps, on
a préconisé les bains faits avec le mélange hydro-
sulfureux du docteur Anglada. Les différents com-

---

(1) Je ferai remarquer qu'en me servant de cette expression, je ne l'admets pas dans son acception ordinaire,
mais je pense que les altérations du poumon, même ses
ulcérations, peuvent se guérir, se cicatriser comme celles
des autres tissus, par des médications convenables.

posés remplacent autant qu'il est possible les bains
naturels, mais les premiers surtout. Le sulfure de
potasse répand une odeur insupportable qui s'étend
très loin et répugne à beaucoup de malades; de plus
les eaux de ces bains déversées dans la voie publique, incommodent les habitants qui se révoltent
contre les établissements où l'on emploie ce sulfure.
Quant au second, il offre une partie des inconvénients que je viens de signaler, et de plus, son prix
trop élevé ne permet pas d'en multiplier l'usage
pour toutes les classes de la société. On peut en
dire autant des composés où domine le sulfure de
soude.

Le sulfure de chaux convenablement préparé,
présente tous les avantages de ces divers composés, et n'offre pas les deux inconvénients que j'ai
signalés : son odeur ne s'élève qu'à quelques pouces au-dessus de la surface de l'eau chaude dans
laquelle il est dissout; cette odeur est faible en
comparaison de celle qu'exhale le sulfure de potasse, et son prix est si peu élevé qu'il n'augmente
que très-peu celui d'un bain ordinaire (1).

Le sulfure de chaux est peu soluble dans l'eau,
motif qui l'a fait repousser, et qui au contraire
doit le faire préférer, car, quelle que soit sa dose,
il ne saturera pas plus qu'il ne le faut le bain dans

---

(1) Le sulfure de chaux des pharmacies revient à peine
à 1 franc 50 centimes la livre. L'extrait de saponaire et le
sel marin, la colle de Flandre coûtent peu, et il ne faut
qu'une à deux onces de ces substances réunies pour un
bain.

lequel on l'étend, tandis que le sulfure de potasse
peut s'y dissoudre en quantité capable de produire
l'inflammation du derme ou une absorption dangereuse. Le mélange que je propose, et qui est
pour moi, comme pour plusieurs de mes confrères de Lyon, sanctionné par l'expérience, détermine sur la peau et sur l'organisme, les mêmes
effets que tous les autres composés hydro-sulfu-
reux. De plus il peut être employé dans toute espèce de baignoires, attaquant difficilement les mé-
taux qui les composent. Enfin les eaux de ces
bains qui se vident dans les ruisseaux n'infectent
pas le voisinage, et ne sont plus un motif d'opposi-
tion comme ceux que l'on compose avec le sulfure
de potasse.

Pour composer ces bains, j'ai réuni le sulfure
de chaux avec un extrait végétal peu actif et d'un
prix peu élevé, (l'extrait de saponaire, par exemple) cet extrait favorise la combinaison des substances réunies et la dissolution du mélange dans
l'eau; j'y ajoute une fraction de sel marin, et, pour
remplacer cette espèce de substance azotée, ani-
malisée, que l'on trouve en assez grande abondance dans les eaux de Barèges et d'Aix en Savoie, j'y
ajoute encore fréquemment une certaine quantité
de colle de Flandre. Ce mélange est employé à la
dose d'une demi-once à une once et demie pour
chaque bain. Voici les formules de ce composé,
tel que je le fais exécuter depuis long-temps dans
ma pratique.

Sulfure de chaux.   4 onces
Hydrochlorate de soude.   1/2 once

Extrait de saponaire ou tout autre.
Extrait abondant et d'un prix peu élevé. 1 à 2 gros.
Colle de Flandre.   1/2 once.

Pulvérisez le sulfure, triturez avec l'extrait,
ajoutez l'hydrochlorate, mélangez et ajoutez la colle
de Flandre, que vous aurez primitivement fait
dissoudre dans un peu d'eau chaude, renfermez
dans un flacon de verre commun pour diviser
ensuite en trois ou quatre bains; ou bien divisez
de suite en trois ou quatre flacons bouchés avec
du liége.

Pour utiliser les propriétés désinfectantes du
soufre, soit localement, soit comme modifica-
teur des épidémies ou des maladies contagieuses,
on peut, d'après les raisons que j'ai signalées (1), se
servir, 1° de la combustion de la houille, quand
on est à portée de s'en procurer; on pourra établir
des feux de charbon de terre sur les places pu-
bliques, dans les cours, et multiplier les foyers
dans les appartements; 2° d'après les conseils et
l'exemple d'Hippocrate, établir de grands feux
et de plus y projeter du soufre pulvérisé et même
imprégner les vêtements de ces vapeurs sulfureuses; 3° enfin les sulfures alkalins en solutions plus
ou moins concentrées rempliront encore mieux cette
indication. Parmi ces derniers, je signalerai principalement le sulfure de chaux moins soluble que

---

(1) Discours sur quelques parties de l'hygiène publique
prononcé à l'Hôtel-Dieu de Lyon, en 1832, et imprimé
par ordre de l'administration des hôpitaux.

les autres, d'un prix peu élevé, présentant une
évaporation plus lente et d'une plus longue durée.
On pourra en saturer les eaux d'arrosage que l'on
répandra dans les lieux infectés; réduit en poudre on l'étendra sur les surfaces humides, dans
les ruisseaux des eaux ménagères et impures; là il
se fera une sorte de combinaison chimique, il se
dégagera lentement du gaz sulfureux, tandis que
l'oxide de calcium formera avec les matières animales en décomposition une sorte de savonule,
qui en neutralisera les pernicieux effets.

Ainsi, l'on pourra employer ce sulfure alkalin
en le disséminant sur toutes les surfaces impures,
dans les salles de malades, les prisons, etc., etc. On
aura le double avantage d'obtenir la désinfection
sans fatiguer la respiration, avantage que l'on ne
peut obtenir des sulfures de potasse ou de soude.
Ces propriétés du sulfure de chaux sont constatées
par une longue expérience. Ainsi je les ai utilisées
dans des salles infectées, dans les eaux de ruisseaux
impurs, dans des appartements dont l'air était vi-
cié, comme j'ai multiplié les expériences propres
à me prouver leur influence thérapeutique. Sous
ce dernier rapport ce sulfure alkalin offre encore
des avantages nombreux; c'est un des modificateurs énergiques de quelques maladies de la peau; je
l'emploie avec le plus grand succès, soit en lotion,
soit en poudre dans le traitement de la teigne (1)

---

(1) Il est inutile de dire que cet agent thérapeutique est
toujours combiné avec d'autres moyens rationnels ; dans

Mais c'est spécialement dans celui de la pourriture d'hôpital que j'ai obtenu les plus heureux effets de l'usage de ce sulfure. Lors de la dernière invasion, après les divers combats qui ensanglantèrent les murs de Lyon, un grand nombre de blessés encombrèrent les salles de l'hospice de la Charité où j'étais chirurgien en chef; la pourriture d'hôpital s'empara de la plupart des plaies, je fis faire des lotions fréquentes de solutions de sulfure de chaux sur les surfaces malades; j'y ajoutai souvent le charbon de bois porphyrisé, je fis multiplier les évaporations sulfureuses dans mes salles de malades, et j'eus le bonheur de triompher de cette dangereuse complication, qui atteignait non seulement les plaies des amputés, mais même les plaies les plus simples (1).

Ainsi donc, je suis autorisé à signaler avec assurance les bienfaits des émanations sulfureuses,

---

l'état actuel de la science on ne se borne pas aux prétendus spécifiques, mais on modifie le traitement d'après les conditions de la maladie et celles dans lesquelles se trouve le malade.

(1) L'encombrement des malades, un état particulier de l'atmosphère concourent sans doute au développement de la pourriture d'hôpital. Cependant les malades qui m'étaient confiés, et il y en avait de toutes les nations, étaient on ne peut mieux soignés et ne manquaient de rien. Cette funeste complication des plaies est très-fréquente à Lyon; elle l'est moins à Paris, encore moins en Angleterre; M. le docteur Lawrence, l'un des praticiens les plus distingués de Londres, m'a assuré n'avoir jamais vu cet accident redoutable, ni dans son hospice, ni dans sa nombreuse pratique.

comme les propriétés hygiéniques et médicales du sulfure de calcium. Les effets qu'ils produisent sont aussi avantageux que leur usage est facile et peu onéreux, avantage digne de fixer l'attention des autorités et des administrateurs (1).

---

(1) J'emploie souvent comme désinfectant et comme agent thérapeutique un mélange de sulfure de chaux et de sel commun réduit en poudre. Sur dix parties de sulfure de chaux une partie de sel marin comme médicament, et 2 à 4 parties comme désinfectant. On conçoit facilement l'influence de ce mélange combiné avec les eaux infectées par des substances animales et végétales en décomposition.

PROJET

D'UN PROCÉDÉ PROPRE A UTILISER L'OPÉRATION DE LA

STAPHYLORAPHIE DE M. ROUX,

CHEZ LES ENFANTS,

à l'aide d'un staphyloraphe.

La division du voile du palais est presque aussi commune que le bec de lièvre, et comme ce dernier, elle peut être congéniale ou accidentelle (1). Quelle que soit la nature ou la cause de cette division, elle n'en est pas moins une infirmité pénible, désagréable par son influence sur la voix et sur la déglutition. Pendant long-temps, la thérapeutique opératoire a été stérile pour corriger cette altération de l'arrière-bouche, et c'est à M. le professeur Roux, que l'on doit la création du procédé opératoire destiné à y remédier. Cette opération qui a obtenu de si nombreux succès entre les mains de son auteur,

---

(1) Je ne décrirai point ici cette importante question de pathologie, si bien traitée dans le mémoire de M. le professeur Roux, désirant seulement soumettre au jugement comme à l'expérience des opérateurs, le procédé que j'ai imaginé.

exige de celui qui la supporte une volonté ferme ,
du courage et de la patience , ce qu'il est impossi-
ble d'obtenir des enfants. Ils sont donc privés de
cette ressource jusqu'à la puberté ; en effet, passer
des aiguilles et des fils , au milieu des cris et des
mouvements désordonnés, fixer ces voiles mobiles ,
en reséquer les bords, les rapprocher, les lier, à travers le sang qui les inonde ; que de choses à exécuter
et à faire supporter ! Aussi guidé par les travaux
et les succès de mon honorable confrère, j'ai essayé
de profiter de son expérience et de son procédé,
moins pour ma propre gloire que pour le bien de
l'humanité.

Pour remplir ce but, j'ai fait fabriquer un
instrument presqu'entièrement semblable à celui
que j'ai imaginé et employé pour la rupture recto-
vaginale ; il ne diffère de ce dernier qu'en ce qu'il
est construit sur une échelle moins grande pour ne
pas trop gêner la bouche de l'enfant qui doit l'y
conserver quelques jours. L'angle de réunion , au
lieu d'être obtus, est aigu pour se conformer à la
direction à donner au voile du palais (1).

Pour se servir de cet instrument, je pense que,
la bouche étant tenue convenablement ouverte,
l'opérateur devra saisir avec une pince très-mince
et à petites dents l'angle droit de la division et introduire cette portion du voile entre les deux lames
gutturales et palatines de la branche *mâle*, il rap-
prochera alors ces deux lames de manière à faire

---

(1) J'ai fait construire ce petit instrument chez M. *Charrière,* ayant l'intention de l'essayer sur deux enfants de
différents âges ; je me suis déjà assuré chez l'un d'eux de la
facilité d'atteindre et de serrer le voile du palais.

pénétrer les petites pointes d'arrière en avant dans l'épaisseur de ce voile, en laissant quelques lignes de son bord dépasser celui de l'instrument. Alors il devra serrer le pas de vis et confier cette branche à un aide pour procéder à l'application de l'autre de la même manière. Ces deux branches étant placées, il ravivera les bords de l'échancrure; s'il croit devoir en faire la résection, il pourra l'exécuter avec le bistouri ou les ciseaux anguleux de M. Roux. On n'aura pas ici à craindre l'effusion de sang, puisqu'on pourra la prévenir en serrant plus fortement l'épaisseur du voile palatin entre les deux lames de l'instrument, étant toujours à temps de diminuer cette compression quand les deux bords de la division seront juxtaposés. Je préférerais, je crois, raviver ces bords avec le cautère hydraulique, comme je l'ai pratiqué pour la réunion de la voûte palatine.

Cet instrument, placé dans la bouche de l'enfant, pourra être fixé vers la mâchoire supérieure, et sa présence pendant quelques jours, quoique pénible, n'empêchera pas les mouvements de la mâchoire inférieure et pourra peut-être permettre quelques essais de déglutition. Les douleurs produites par ce procédé ne seront pas bien vives; d'ailleurs, elles seront sans dangers. Les opérations même les plus graves ont toujours un succès plus assuré chez les enfants; ils n'ont que la douleur du moment, ils n'ont pas le souvenir du passé, ni la crainte de l'avenir. Tel est le procédé que je crois pouvoir essayer avec succès; heureux si mes espérances ne sont pas déçues, ou si cet essai peut mettre sur la voie d'un procédé plus certain et plus facile.

CONSIDÉRATIONS GÉNÉRALES

SUR UNE

DOCTRINE ORGANOPATHIQUE,

APPLIQUÉE

A LA THÉRAPEUTIQUE.

L'étude de la matière médicale et de la thérapeutique est le complément de la science médicale; elle en est la conséquence obligée et indispensable. Cependant, chose étrange ! cette étude trop négligée, et souvent indéfiniment ajournée, laisse un vide irréparable dans l'instruction. Aussi que de belles espérances ont été trompées, que de talents, si riches du passé, et promettant un si bel avenir, sont venus échouer devant cette lacune trop commune dans les études médicales. Cependant cette science est belle, elle est pleine d'attraits, elle montre au jeune médecin toute la puissance de son art ; elle semble lui fournir des armes contre toutes les maladies, contre toutes les douleurs.

Mais il ne suffit pas de connaître l'immense quantité des agents fournis par la matière médicale; il faut encore apprécier leur action thérapeutique ;

il faut se rendre raison de leur influence sur les organes, sur les fonctions, dans l'état physiologique comme dans l'état morbide. Là se rencontrent tout à la fois autant d'obscurité que de lumière. En jetant un regard observateur sur le passé et le présent (1), on voit tour-à-tour la puissance de la thérapeutique s'élever, s'abaisser ; souvent constituer à elle seule toute la médecine, d'autres fois repoussée pour donner sa place à l'expectation paresseuse, aux ressources aveugles de la nature. Que de médicaments à grande renommée, que de théories et de systèmes de matière médicale ont eu cette destinée, et cependant toujours cette science s'est relevée ; toujours elle a échappé au naufrage qui la menaçait. Pourquoi ? parce que, si les systèmes sont imparfaits, la science est vraie ; elle est dans les lois de la nature, comme les maux qu'elle doit combattre. Aussi pouvons-nous affirmer que tous les systèmes, que tous les remèdes préconisés ont mérité en partie leur renommée : ils ont tous plus ou moins rempli le but proposé ; ils ont toujours produit un effet thérapeutique; mais cet effet, on a voulu l'utiliser au-delà de son pouvoir, on a voulu lui imposer la vertu de guérir tous les maux ;

---

(1) Je ne fais pas de citation dans ce court aperçu éclectique sur cette immense question ; je ferai abstraction des noms célèbres qui ont répandu la lumière sur cette belle partie de l'art de guérir : des volumes ne suffiraient pas pour signaler les hommes qui ont concouru à cette œuvre des siècles, depuis Hippocrate jusqu'au professeur Broussais, depuis Dioscoride jusqu'aux professeurs Alibert, Orfila, etc.

il n'a pu répondre à ce désir trop ambitieux, et il
est tombé dans l'oubli; tel a été aussi le sort des
systèmes et des doctrines servant de bases à la
thérapeutique, et depuis l'humorisme jusqu'au
rasorisme, même à l'homéopathisme, que de règnes brillants se sont éclipsés, que de renommées
se sont succédées; et cependant tous ont eu d'ardents et de nombreux partisans, parce que tous
ces systèmes, tous ces remèdes vantés ont trouvé
un certain nombre de cas où leur application tom-
bait juste. Il ne faut donc pas dédaigner ces sources, si abondantes et de destinées si variées; il faut
au contraire les utiliser au profit de la science et
de l'humanité par un éclectisme rationnel, en
cherchant les motifs par lesquels ils ont réussi ou
échoué, en se rendant raison des causes qui leur
ont fait accorder la confiance et qui les en ont dé-
pouillées. Cette recherche nous amènera à établir
une doctrine thérapeutique à l'aide de laquelle
nous profiterons des travaux de tous les siècles.
Pour éclairer cette question si simple et si importante, il est indispensable de présenter quelques
considérations sur ses bases.

Les maladies sont des conséquences naturelles
de notre organisation; aussi leur étude est-elle
une branche de l'histoire naturelle, comme l'a
prouvé notre célèbre compatriote Ampère. Les
maladies offrent des phases variées. Il en est qui
sont de tous les jours, de tous les moments et d'autres qui n'apparaissent qu'à travers les siècles,
comme le choléra, les pestes, et comme les grands
bouleversements du globe.

Si nous admettons que les maladies soient une conséquence de notre organisation, nous admettrons aussi que des phénomènes caractéristiques en sont aussi des conséquences naturelles. Ces phénomènes, produits de l'altération de l'organe ou de ses fonctions, se dessineront par des signes pour ainsi dire inséparables de l'altération de la fonction, et si quelquefois ils sont obscurcis par des effets secondaires, c'est à l'intelligence du médecin à les isoler, les séparer, les disséquer pour ainsi dire, comme le botaniste qui caractérise une plante, malgré les superfétations imprimées par la culture ou des causes accidentelles.

Ces symptômes isolés, séparés des accessoires, sont des signes pathognomoniques qui sont à l'état morbide de l'organe, ce que ses fonctions sont à son état physiologique ; en un mot, un organe malade fonctionne toujours d'une manière morbide, comme un organe sain fonctionne toujours d'une manière physiologique; ainsi, si le tissu du poumon, sa membrane muqueuse, sa membrane séreuse sont dans un état morbide, les phénomènes de chacune de ces altérations auront un caractère particulier qui en sera inséparable, qui les fera distinguer à travers toutes les complications. Ces considérations sont indispensables, quoique très ordinaires, pour prouver la *localisation* des maladies et les bases directrices de la thérapeutique.

Ainsi nous ne pouvons nous refuser à admettre qu'en général, toutes les maladies sont des résultats naturels de l'altération des organes et de leurs fonctions caractérisées par des effets inséparables de la modification imprimée aux fonctions par l'état morbide. Mais ces effets, ces phénomènes-conséquences présenteront, pour l'application des moyens de la thérapeutique, des variétés remarquables sur lesquelles seront basées les différences des médications dans les diverses maladies du même tissu, du même organe. Ces considérations sont de la plus grande importance pour prouver la possibilité d'établir une doctrine thérapeutique, doctrine que l'on pourrait appeler *organopathique*.

Si les signes généraux sont une conséquence de l'altération de l'organe et de ses fonctions, les phénomènes particuliers sont aussi une conséquence de la nature élémentaire de cet organe malade. Or, dans l'état maladif comme dans l'état normal, trois grandes différences caractérisent les actes morbides comme les actes physiologiques. Ces différences sont basées sur la prédominance de l'un des éléments constituant l'organe malade ou l'organisme général; c'est sur cette prédominance qu'est basée toute la direction de la thérapeutique, et c'est aussi parce qu'elle se dessine naturellement à l'intelligence, que, dans tous les temps, dans tous les siècles, tous les genres de traitements, tous les remèdes ont pu trouver souvent une heureuse application. Cette théorie des prédominances est fortifiée par celle de médications dominantes suivant les peuples et leurs constitutions générales, suivant les individus et leurs tempéraments.

On peut réduire à trois ces prédominances élémentaires: 1₀ celle du système sanguin; 2° celle du système lymphatique ; 3° celle du système nerveux. Dans l'état normal , comme dans l'état morbide , toujours l'une de ces prédominances se manifeste , soit dans tout le cours d'une maladie , soit dans ses diverses périodes. Ces considérations ne sont certainement pas nouvelles , ce sont des vérités de tous les siècles , mais on les a trop souvent dédaignées, en oubliant l'importance des tempéraments, des idyosincrasies dans les maladies et leur traitement.

Maintenant prouvons que toutes les maladies sont caractérisées par l'une de ces prédominances, quel que soit leur siége , et que c'est sur cette prédominance que doit être basée la thérapeutique. Nous ne pouvons nier ces trois grandes modifications imprimées à notre organisation ; ce sont aussi des vérités aussi anciennes que la physiologie! Eh bien , signalons la différence des maladies en général dans ces trois conditions. Chez les peuples comme chez les individus à prédominance vasculaire, sanguine, à circulation pleine et active , les symptômes inflammatoires sont intenses, les tissus sont gorgés de sang, et les médications des systèmes vasculaires sont les plus urgentes et les plus indiquées. Chez ceux à prédominance nerveuse , à sensibilité vive , le sentiment de la maladie est plus vif , plus tôt aperçu , la douleur est le symptôme dominant , et les médications modératrices du système nerveux constitueront les premières et les principales bases du traitement. Enfin , chez ceux à prédominance lymphatique , à circulation lente, à sensibilité peu vive, les symptômes sont tardifs, ils se dessinent plus lentement, les éléments sanguins et nerveux ne jouent qu'un rôle secondaire, et les médications du système lymphatique sont essentiellement indiquées. C'est par rapport à ces prédominances, que le traitement dans lequel dominent les évacuations sanguines convient et réussit dans le premier cas; les modérateurs, les sédatifs, dans le second; les toniques, même les phlegmasiques, les suppuratifs, les escharrotiques, dans le troisième.

Prenons pour preuve une maladie quelconque, chez trois individus à prédominance différente, une pneumonie aiguë, par exemple. Chez tous, la respiration sera altérée; dans le premier cas, le pouls plein, la figure vultueuse, le tempérament sanguin du malade, etc., dénonceront la prédominance sanguine et la nécessité des saignées, etc. Dans le deuxième, la douleur plus vive, la figure crispée, le pouls moins plein, plus précipité, le tempérament nerveux du malade décéleront la prédominance nerveuse et l'utilité des modérateurs, des sédatifs, l'éloignement des irritants, etc. Enfin, dans le troisième, la plénitude de la poitrine, la respiration plus lente, la bouffissure de la face, la mollesse du pouls et le tempérament du malade signaleront la prédominance lymphatique et de la modération dans les évacuations sanguines, dans les débilitants, et les avantages des diffusifs, des révulsifs irritants, des vésicatoires, des exutoires, etc. Voilà donc trois maladies semblables traitées différemment par rapport à la prédominance élémentaire. Admettons

que le même traitement soit appliqué à ces trois
malades ; chez le premier , les saignées répétées
et copieuses, les émollients, la diète , feront justice rapidement de la prédominance vasculaire, et
le malade sera bientôt guéri. Mais le second ne
profitera pas du bénéfice de ces médications : les
saignées trop copieuses augmenteront l'état nerveux , et en échappant à la plénitude des pou-
mons il succombera sous l'influence de l'anémie
ou de l'ataxie. Quant au troisième, le résultat ne
lui sera pas plus avantageux; une trop grande effusion de sang , l'effet des débilitants augmenteront
la prédominance lymphatique et favoriseront des
épanchements séreux, etc.

Ces différences, qui se dessinent si bien dans la
première période de la maladie, pour guider la thérapeutique, sont presque toujours une conséquence
du tempérament. Mais, par l'influence de la maladie et de son traitement , elles peuvent changer
dans les autres périodes, et on les voit souvent se
manifester successivement. Ainsi, à la prédominance sanguine succédera ou l'état nerveux après
des saignées trop abondantes, ou la prédominance
lymphatique après l'abus des évacuations sanguines, des débilitants, d'une diète trop prolongée. Dans
ces différentes périodes , la thérapeutique devien-
dra facile par la doctrine organopathique, les indications seront modifiées d'après les prédominances (1).

_____

(1) Dans le choléra, par exemple, cette influence des tempéraments, des prédominances, des périodes, est on ne peut

Cette doctrine thérapeutique sera encore rendue plus probable par son caractère chez certains peuples par rapport à leur constitution, leur tempérament, et surtout par une esquisse des systèmes sur lesquels on s'est basé pour administrer les médicaments, dans les temps qui nous ont précédés.

Ainsi en Italie, les évacuations sanguines constituent la plus importante médication; on ouvre les veines dans la plupart des maladies; la nécessité de cette médication a été inspirée par la prédominance sanguine si saillante dans le tempé-

---

plus frappante : c'est pour cette raison que l'on observe des succès si divers suivant les contrées et les théories médicales. Ainsi le professeur Broussais fait prédominer les évacuations sanguines; le magister de bismuth est vanté à Varsovie; le laudanum est préconisé par beaucoup de médecins; à Gênes, on a vanté l'ipécacuanha; à Saint-Pétersbourg, le café, l'eau de menthe, les aromates; à Sanok, le tartre stibié et la camomille; les Israélites polonais ont employé avec avantage les frictions, les liniments irritants et l'insomnie; à Vienne, on a eu spécialement recours aux sinapismes, au café, à l'émétique; le calomélas a été le médicament favori des Anglais, ainsi que le gingembre, etc. Au milieu de cette abondance, on distingue trois genres de médications, s'adressant aux trois modes, comme aux trois périodes de la maladie. Ainsi par exemple, la troisième est presque toujours marquée par la prédominance lymphatique, et c'est alors que les diffusifs, les stimulants auront une grande puissance, surtout quand ils seront dirigés convenablement, pour ranimer la sensibilité nerveuse prête à s'éteindre. C'est dans cette période que le docteur Montain aîné, mon frère, pendant le règne du choléra à Alger, a obtenu des effets rationnels de l'emploi de la strychnine dont l'action thérapeutique est si manifeste sur le système nerveux.

rament comme dans l'état morbide. Dans les pays brumeux, humides, au contraire, comme en Angleterre, en Hollande, ce sont les toniques, les stimulants qui fournissent aux premières et aux principales indications : l'utilité de ces moyens leur est indiquée par la prédominance lymphatique (1). En France, où tant d'éléments divers modifient et caractérisent le tempérament national , la prédominance nerveuse est la plus remarquable et la plus générale. Cependant, on peut dire que le système sanguin lutte souvent avec cette disposition ou semble concomiter avec elle. Aussi les modérateurs de tous genres, aussi tous les moyens qui agissent sur le système nerveux , même sur l'imagination , trouvent – ils fréquemment une application rationelle. On peut avancer avec raison que cette prédominance , qui exige tant de moyens calmants , au physique comme au moral, dispose singulièrement les esprits à désirer ces moyens, à se leurrer de fausses espérances, à adopter aveuglément et avec enthousiasme, les systèmes nouveaux , les remèdes secrets, les spécifiques, etc. (2).

_____

(1) Après avoir attaqué par quelques évacuations sanguines une gastrite aiguë, ils administrent de doux toniques, bientôt des stimulants, des purgatifs même; ils nourrissent convenablement le malade, et le succès couronne ce traitement, par les raisons que j'ai signalées. C'est ce que j'ai vu sans étonnement, dans les hôpitaux de Londres, spécialement à l'hôpital Saint-Barthélemy , dans la pratique de M. le docteur Lawrence.

(2) Il est facile de se rendre raison de la facilité avec la-

C'est en considérant le rôle que jouent ces prédominances dans l'application des moyens de la thérapeutique, que nous nous rendrons raison de ces
succès et de ces revers. En revenant sur les temps
passés, en jetant un coup-d'œil rapide sur les principales bases qui ont guidé cette application, nous
verrons pourquoi tant de médicaments ont tour-à-
tour mérité et démérité.

1° L'humorisme, qui a pour ainsi dire présidé
à la naissance de la thérapeutique, qui l'a dirigée long-temps avec ses dépuratifs, ses éva-
cuants, ses sudorifiques, ses exutoires, etc., a
eu des succès incontestables, non parce qu'il
attaquait un principe humoral, mais parce qu'il
atteignait une prédominance qui exigeait des

---

quelle ces systèmes nouveaux sont aveuglément adoptés
par un certain nombre de personnes très sensées d'ailleurs.
Il est des esprits qui ont une disposition pour ainsi dire
physiologique à accepter, à admirer tout ce qu'ils ne com-
prennent pas, ou ce qu'ils croient comprendre; c'est une
disposition en quelque sorte inhérente à leur organisation,
qui les entraîne à s'enthousiasmer sans examen profond
pour tout ce qui est nouveau et qui offre quelque chose de
mystérieux et de merveilleux. J'ai vu des familles entières
présenter cette crédulité; j'ai vu nombre de personnes, qui,
sans tenir compte du défaut d'expérience, sacrifiaient celle
des siècles pour adopter la première utopie riche en brillantes et trompeuses espérances : ils ont cru au magnétisme,
à l'eau merveilleuse, au remède de Leroy, et ils croient
maintenant en aveugles à l'homœopathie, et allient à cette
croyance une grande foi pour des recettes, des secrets de
famille tout-à-fait allopathiques.

révulsifs puissants (1), ou des toniques, des diurétiques, etc. Ainsi, cette médication purgative,
autrefois si prodiguée, aujourd'hui si négligée, a
d'autant plus d'influence qu'elle agit sur des surfaces accoutumées à toute espèce d'agression, et
qu'elle est souvent pour la nature une voie de révulsion ou d'élimination. Ainsi, tout en croyant
attaquer un être idéal, les anciens provoquaient
souvent une médication rationnelle, et ils obte-
naient un certain nombre de succès, surtout dans
les tempéraments lymphatiques présentant des modifications dans les appareils sécrétoires. D'après
notre méthode, sans être humoriste, nous utilise-
rons rationnellement ces agents thérapeutiques
trop délaissés, soit comme modificateurs, soit comme révulsifs, spécialement dans les cas et les périodes de prédominance lymphatique.

2° Le brownisme, en dirigeant sa thérapeutique
d'après le degré de force ou de faiblesse, à l'aide
des toniques et des débilitants, a eu aussi sa part

---

(1) En voici un exemple. Le jeune Ricard, âgé de 10 ans,
était au dernier terme d'une affection cérébrale. Je con-
seillais la révulsion sur le tube intestinal avec la coloquinte
et la gomme-gutte en lavement : un voisin officieux, parti-
san du purgatif de Leroy, fit préférer ce remède qui détermina une violente révulsion sur les voies digestives. Le
cerveau se débarrassa, cet enfant reprit connaissance, et peu
s'en fallut qu'il ne fût sauvé par ce violent remède qui avait
fait tant de victime. Malheureusement, malgré mes conseils,
on redoubla la dose, et ce jeune infortuné, qui avait
échappé à la maladie cérébrale, succomba à la maladie
abdominale.

de succès quand il est tombé juste. Souvent il a soutenu les forces affaiblies dans une prédominance ou une période lymphatique, avec les fortifiants, et il a tempéré l'intensité d'une phlegmasie, la douleur des symptômes nerveux par les atoniques dans les prédominances et les périodes sanguines ou nerveuses; mais fréquemment aussi, il a pris la force pour la faiblesse, et la débilité pour un état contraire : ainsi l'adynamie du système locomoteur lui a voilé l'irritation, l'inflammation de l'appareil digestif.

3° Le rasorisme, avec ses moyens énergiques, n'obtient-il pas souvent des succès incontestables, en dirigeant les médications d'après les liaisons sympathiques, en provoquant des révulsions importantes, en donnant aux agents thérapeutiques une grande puissance comme modificateurs. Aussi, la doctrine organopathique y puisera de puissants arguments en sa faveur et des médications précieuses suivant les périodes et la nature des maladies, suivant les tempéraments et leur influence sur celles-ci (1).

3° La doctrine physiologique, qui a régénéré en

---

(1) Ainsi les préparations d'antimoine à haute dose, sont administrées avec succès dans certaines péripneumonies, parce que, primitivement, par la saignée, on a combattu l'état sanguin, et que l'on agit sur l'appareil digestif lié de sympathie morbide avec la peau, appareil qui n'est plus dans les mêmes conditions que dans l'état normal, et sur lequel les remèdes agissent victorieusement comme modificateurs et révulsifs.

quelque sorte la science médicale, et qui paraissait
à beaucoup, devoir diminuer l'empire de la thérapeutique, donne au contraire de nouvelles armes à sa puissance. Elle fournit des preuves à la
localisation des maladies, par conséquent, à celle
des médications, et si son auteur a trop insisté sur
les médications vasculaires, c'est que la prédominance sanguine est fréquente, par rapport à
l'âge, au tempérament et à la période morbide.
Aussi devons-nous préconiser cette méthode dans
les conditions énoncées, en l'étayant des autres ressources de la matière médicale, comme le fait le
professeur Broussais dans ses savantes cliniques(1).

Des moyens nombreux, un grand nombre de
médicaments, sans autre base qu'une sorte d'em-
pirisme, ont encore eu, dans divers temps, une
réputation plus ou moins brillante et même quelques succès. Ainsi le magnétisme minéral, qui
pourrait cependant posséder quelques vertus d'a-
près les propriétés chimiques et physiques de nos
humeurs et de nos tissus, a paru produire des
effets salutaires, et on ne peut présumer qu'il y

---

(1) Les partisans aveugles de cette doctrine s'imaginent
que son auteur, après avoir jeté tant de lumière sur la
science médicale, a voué au mépris toutes les ressources de
la pharmacopée, et qu'il suffit de deux ou trois agents thérapeutiques pour remplir toutes les indications : les sangsues,
l'eau de gomme; s'ils appréciaient les principes de l'auteur,
s'ils concevaient sa pratique, ils sauraient que personne
n'utilise avec autant de succès que lui les agents thérapeutiques.

a eu de l'influence dans la prédominance nerveuse.
Il en est de même du magnétisme animal et
du somnambulisme. Le siècle qui les vit naître
et mourir était fait pour le règne des puissances
imaginaires et pour tous les moyens capables
d'agir sur le système nerveux. Ce dernier, par
l'égarement des passions, l'oubli de tous les soins
hygiéniques, était dans un état continuel d'excita-
tion; la société était, pour ainsi dire, détériorée
par les veilles, l'abus des plaisirs et les excès de
tous les genres : aussi la prédominance nerveuse
se manifestait dans tous les tempéraments comme
dans toutes les maladies. Faut-il s'étonner alors
de la confiance inspirée par ces faibles médications qui, cependant, avait quelque puissance
alors, par rapport aux dispositions nerveuses dont
je viens de parler, dispositions qui n'existent plus de
nos jours que chez quelques individus et par des
causes accidentelles.

Il en est de même de la médication homœopathique adoptée avec tant d'ardeur par certaines personnes qui la jugent, la proclament et l'ordonnent
souvent sans la connaître : partisans aveugles, et
trop ardents, qui par leur ignorance et leur fana-
tisme, concourent toujours plus à discréditer
un système qu'à le défendre et à le propager (1).

---

(1) Je crois à la médication rationnelle, mais non à la
doctrine, parce que j'ai bien étudié et bien apprécié sa puissance comme médication propre à produire des effets semblables, et c'est pour cette raison que je suis si étonné, même

Cette question est à l'ordre du jour, elle est toute
vitale pour certaines croyances; elle compte momentanément un certain nombre de partisants
en France, et mérite sous beaucoup de rapports
un jugement sévère et impartial.

Ce mode de médication peut être envisagé sous
deux rapports, le *rationnel* et l'*idéal*. La médication semblable est réelle par des doses de médicaments appréciables; elle est idéale et illusoire par
des doses fractionnées à l'infini(1). Il est bien certain
que les agents thérapeutiques peuvent déterminer
des effets semblables à ceux que produisent les
causes morbides; on peut même créer artificielle-
ment un grand nombre de maladies : il suffit de
signaler les effets produits par les cantharides,
l'arsenic, la vératrine, les oxides de cuivre, la
strychnine, pour prouver cette assertion, et alors
nous serons forcés d'admettre cette médication ,
et nous comprendrons la possibilité de modifier la
marche, les symptômes d'une maladie, en dirigeant
sur l'organe ou le tissu qui en est le siége l'influence des agents thérapeutiques qui pourraient

---

si effrayé de voir tant de gens du monde parler avec
tant de témérité d'une chose qu'ils ne peuvent pas comprendre.

(1) Si les molécules atomiques avaient une si grande puissance, nous courrions tous les jours de grands dangers
d'être médicamentés ou contrariés dans un traitement homœopathique par une continuelle *homœopathisation* ; tous
les jours nous prenons quelques billionièmes de cuprum
de metallicum album et de tant d'autres puissants poisons
échappés à nos instruments, à nos ustensiles.

la faire naître. Ce mode de médication, qui est plutôt organopathique qu'homœopathique, remonte à la plus haute antiquité, mais il n'a été érigé en doctrine que dans notre siècle. Il pourrait souvent, lorsque l'expérience l'aura sanctionné, avoir d'heureux résultats, dirigé convenablement; mais il peut dépasser les bornes que l'on veut lui assigner, et au lieu de produire un effet semblable ou artificiel, augmenter le mal et pousser à une terminaison fatale, comme j'en ai vu déjà un trop grand nombre d'exemples. Ainsi, des fractions d'arsenic, de jusquiame, de belladona, etc., ont quelquefois modifié avantageusement l'état morbide d'un organe, mais d'autres fois ils ont ajouté à la cause, et par conséquent aux effets. J'ai vu des gastrites, des cérébrites, des affections du poumon, et surtout des rhumatismes goutteux se terminer rapidement par la mort, sous l'influence de cette médication. Ainsi donc nous ne pouvons nous refuser à admettre sa puissance autant qu'elle est déterminée par des doses sensibles; mais il n'en est pas de même des infiniment petits qui n'ont de l'influence que sur les imaginations complaisantes et qui constituent le ridicule de la médication; ces molécules atomiques dissoutes par des torrents de liquide sont des êtres imaginaires créés au profit du vendeur et pour la consolation des dupes et des croyants (1).

_____

(1) Les partisans aveugles de cette médication, quoique très-honnêtes et très-polis d'ailleurs, ne laissent pas que d'anathématiser les médecins qui ne veulent pas tout-à-coup oublier les siècles d'expérience devant la puissance inspirée

Ainsi, en parcourant l'histoire des erreurs et des vérités, en nous appuyant sur les tempéraments et les constitutions, en admettant les modifications morbides des prédominances élémentaires, nous avons des bases plus certaines pour diriger la thérapeutique des maladies, puiser dans les travaux de nos devanciers d'immenses ressources, et utiliser toutes les richesses de la matière médicale (1)...

---

de ces molécules invisibles. Mais quels seraient donc les motifs qui pourraient fermer leurs yeux à l'évidence, si les avantages de cette doctrine étaient si vrais, si grands et ses succès si certains? Quelle serait donc cette bizarrerie de l'esprit qui ferait repousser des promesses si brillantes et pour le praticien et pour l'humanité? Tout est bénéfice dans cette manière de pratiquer. Il y a cumul, l'homœopathe réunit les bénéfices du médecin et du pharmacien, et de plus il élude toute responsabilité : point d'écrit, point de preuves de ses erreurs; les catastrophes sont toujours faciles à mettre sur le compte du malade ou de la maladie, etc.

(1) On peut dire qu'une maladie est un problème à résoudre de la manière suivante : 1° établir son siége ou son point de départ; 2° en caractériser la prédominance élémentaire; 3° en déduire la thérapeutique. Pour bien apprécier cette dernière, il faut l'étudier dans chaque appareil et prendre, pour ainsi dire, les maladies, toutes décrites par la pathologie pour y adapter les médications, ce qui constitue un *cours de thérapeutique organopathique,* cours qui devrait être le complément des études médicales. Pour faciliter cette importante étude et comprendre tous ses éléments et ses moyens, je l'ai divisée en trois grandes classes : 1° thérapeutique appliquée aux organes des fonctions relatives, 2° aux organes des fonctions organiques, 3° aux organes des fonctions reproductives.

Telles sont les différentes questions de thérapeutique médico-chirurgicale que mon expérience m'a permis de traiter, sans doute d'une manière imparfaite. J'aurais pu y ajouter plusieurs modifications de procédés et quelques observations pour étayer la puissance d'un grand nombre de médications que j'ai déterminées avec succès. Je me contenterai seulement de signaler quelques-uns de ces procédés.

J'ai obtenu plusieurs guérisons de fistule à l'anus en comprimant progressivement de bas en haut et de dedans en dehors sur le trajet fistuleux par le rectum, en prenant le point d'appui sur la hanche au moyen d'un arc de fer, en phlogosant le trajet à l'aide du cautère hydraulique et en favorisant l'agglutination des parois ; avec une canule conique et des injections fréquentes.

J'ai obtenu un succès remarquable dans le traitement d'une fistule urétro-vaginale, au moyen d'une sorte d'agrafe en fer-blanc dont les pointes pénétraient les parois vaginales, rapprochaient les bords de la fistule, primitivement touchés avec le

---

Chaque classe a été divisée en genre par les appareils ou les organes. Ainsi la première comprend la thérapeutique du derme et de ses annexes, de la vision, de l'ouïe, de l'odorat, du goût, du système locomoteur, etc. ; la deuxième, la thérapeutique des appareils de la circulation, de la respiration, de la digestion, etc. ; la troisième, la thérapeutique de l'utérus, etc. Dans chaque appareil et pour chaque maladie, j'examine les moyens fournis par la médecine opératoire, les agents physiques, les règnes minéral, végétal et animal.

nitrate d'argent et les comprimait sur une sonde de gomme placée dans le canal de l'urètre.

Un mode de compression rationnel m'a aussi réussi dans le traitement d'une fistule urinaire. Une grosse sonde a été placée dans l'urètre, le trajet fistuleux a été fortement phlogosé avec un cautère hydraulique, une petite guille conique a été placée dans la fistule ; le contour de cette fistule a été comprimé avec une rondelle très épaisse de caoutchouc sans presser la guille qu'elle contournait, et les parois du trajet fistuleux se sont agglutinées de haut en bas avec assez de rapidité.

J'ai fait un assez grand nombre d'opérations de cataracte, et je crois pouvoir attribuer le succès que j'ai obtenu au procédé que j'ai constamment suivi et que j'ai signalé dans différents mémoires, spécialement en 1816. J'ai, je crois, le premier en France proposé de traverser la cornée transparente avec une lance mince et d'abattre le cristallin en plusieurs temps : c'est-à-dire que pour peu qu'il résiste, je me contente de le luxer et quelques jours après, par une autre ponction de la cornée, j'achève l'abaissement. On peut revenir plusieurs fois à cette ponction, comme je l'ai fait assez souvent sans accident ; enfin j'ai aussi prouvé qu'il était bien plus facile d'opérer en se plaçant derrière le malade, et j'ai toujours pris cette position. Ce procédé, que j'avais désigné sous le nom d'*antéro-postérieur en plusieurs temps*, offre des avantages incontestables. On traverse la cornée qui est insensible et ne s'enflamme pas quand l'instrument est bien aiguisé. On

peut répéter cette ponction plusieurs fois sans inconvénient. Je l'ai faite cinq fois à l'hospice de la
Charité de Lyon sur la même cornée, pour essayer
d'établir une pupille artificielle ; en déplaçant légèrement le cristallin il tend à s'atrophier et tomber
de lui-même, comme j'en ai vu un exemple. Enfin
on n'a pas à craindre les désordres qui accompa-
gnent si souvent l'abaissement par la sclérotique
et la lésion de toutes les parties traversées par la
lance. Souvent même l'opéré a pu faire un certain
trajet sans accidens après le premier temps, comme
après le second, l'impression laissée par cette opération ne consistant que dans une petite plaie de
la cornée, etc.

J'opérai, il y a dix ans, madame de L..... à St-
Foix, près de Lyon. Le docteur Polinière, médecin de la Charité, voulut bien m'assister dans
cette opération. Après le premier temps, cette dame
se laissa aller à un sommeil profond et se coucha
sur l'œil opéré qui fut comprimé et un peu en-
flammé, accident qui se dissippa rapidement; je fus
obligé de faire cette opération en trois temps et le
succès fut complet. Madame de L..... jouit encore
des bienfaits de ce procédé, dont elle supporta
sans peine et sans douleur les répétitions.

Madame de S..... de Colonge, présentait un
grand obstacle à la manœuvre opératoire ; ses yeux
roulaient convulsivement dans les orbites et sa
tête était continuellement vacillante; de plus elle
ne pouvait rester couchée : je l'opérai en trois
temps, assisté par mon ami et confrère le docteur
Méy, et l'abaissement a eu lieu sans aucun accident.

J'ai opéré avec le même succès, le nommé L'empereur, de Colonge, qui après chaque ponction a pu se rendre chez lui à pied, conduit par un guide. La femme d'un maçon, demeurant à Lyon, quai de Bondy, m'offrit un fait assez singulier : elle fut violemment frappée par son mari, ivre, le premier jour de l'opération, elle pleura abondamment, et je crus son œil perdu ; il ne se manifesta aucun accident ; il paraît au contraire que les secousses violentes qu'elle avait éprouvées, hâtèrent la chute du cristallin. Je n'aurais pas osé citer cette observation, si elle n'avait pas eu pour témoin mon honorable ami et confrère, le docteur Brachet, qui voulut bien m'assister dans cette opération et dans plusieurs autres, ainsi que le docteur Méy. Je pourrais citer un assez grand nombre de faits à l'appui des avantages que présente le procédé que j'ai constamment employé (1), et j'ai vu avec plaisir que quelques praticiens distingués de Paris donnent la préférence au broyement du cristallin, qui a quelques rapports avec le déplacement en plusieurs temps ; broyement qui serait plus facile et plus certain par la cornée. Il en est de même de la position de l'opérateur derrière le malade, qui est aussi adoptée par quelques-uns d'entr'eux.

---

(1) Le professeur Gayer voulut bien me faciliter l'application de ce procédé à l'art vétérinaire. J'opérai publiquement, en 1819, à l'école de Lyon, un cheval convenablement fixé ; je traversai la cornée avec une lance, et je luxai et broyai très aisément le cristallin.

FIN.

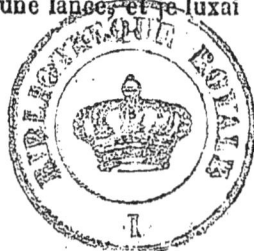

INDICATION DES INSTRUMENTS.

Figure 1. Gouttière conductrice pour la bougie de corde à boyau.

F. 2. Sonde dilatatrice à bascule.

F. 3. Ciseaux pour la section du filet et de la luette.

F. 4. Staphyloraphe.

F. 5. Sonde dilatatrice à ressorts.

F. 6. Grand pneumoderme.

F. 7. Agrafe labiale.

F. 8. Syphon utérin vu en face.

F. 9. Périnoraphe pour la déchirure de la cloison recto-vaginale.

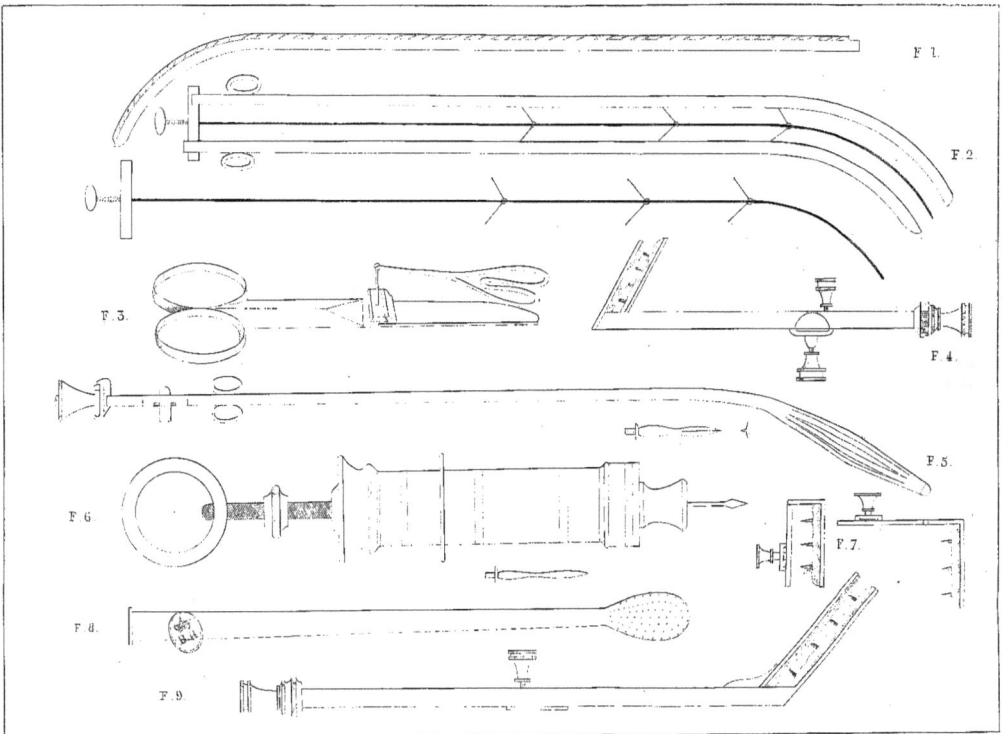

F.1.

F.2.

F.3.

F.4.

F.5.

F.6.

F.7.

F.8.

F.9.

www.ingramcontent.com/pod-product-compliance
Lightning Source LLC
Chambersburg PA
CBHW031732210326
41519CB00050B/6222